まちがいさがしは 脳を瞬間的・総合的に強化できる極めて高

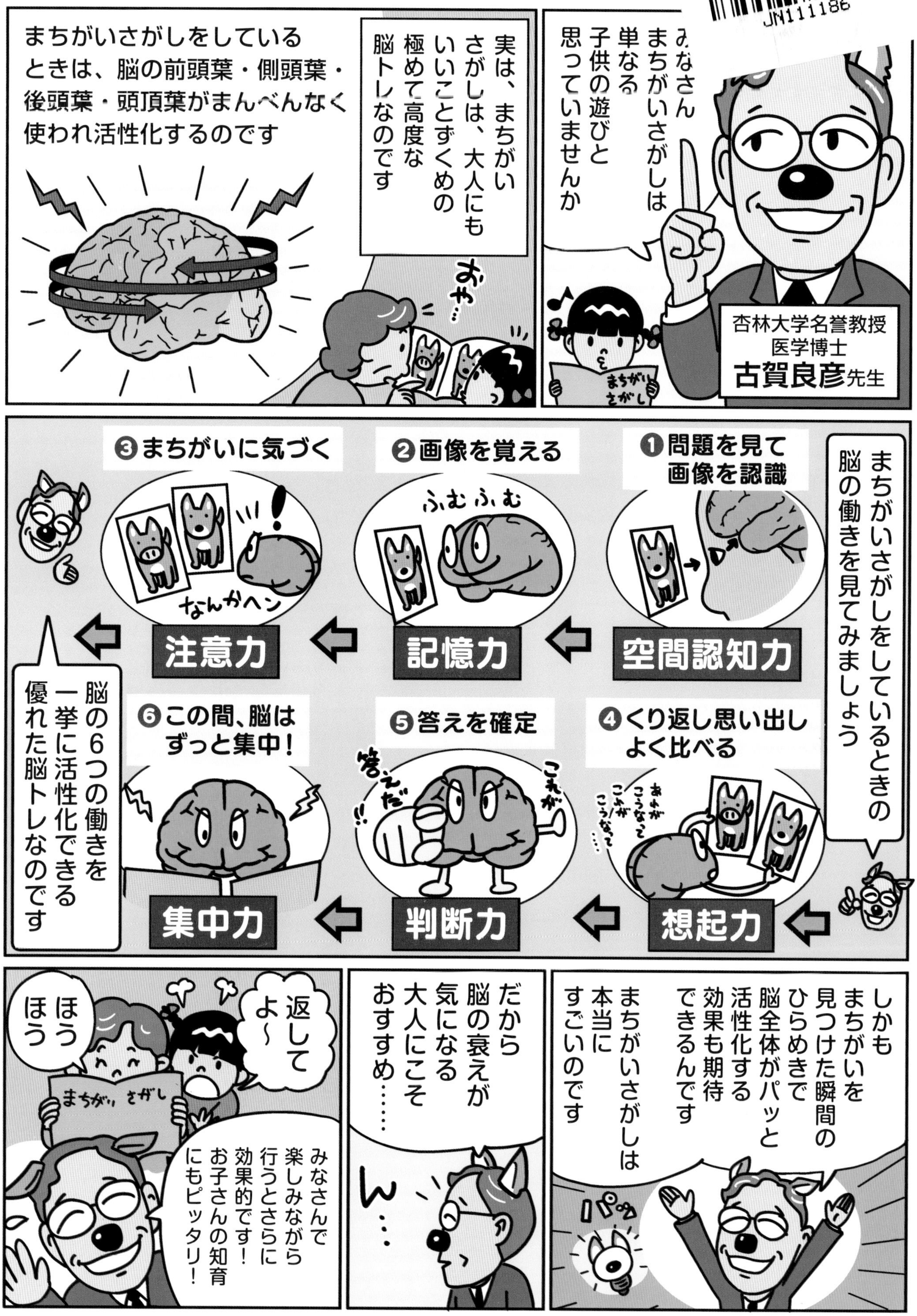
みなさん まちがいさがしは 単なる 子供の遊びと 思っていませんか
杏林大学名誉教授
医学博士
古賀良彦先生
まちがい さがし
実は、まちがいさがしは、大人にもいいことずくめの極めて高度な脳トレなのです
おや…
まちがいさがしをしているときは、脳の前頭葉・側頭葉・後頭葉・頭頂葉がまんべんなく使われ活性化するのです
まちがいさがしをしているときの脳の働きを見てみましょう
❶問題を見て画像を認識
空間認知力
❷画像を覚える
ふむふむ
記憶力
❸まちがいに気づく
なんかヘン
注意力
❹くり返し思い出しよく比べる
あぁがこうなって こぅがこうなって……
想起力
❺答えを確定
これが
答えだ!!
判断力
❻この間、脳はずっと集中!
集中力
脳の6つの働きを一挙に活性化できる優れた脳トレなのです
しかもまちがいを見つけた瞬間のひらめきで脳全体がパッと活性化する効果も期待できるんです
まちがいさがしは本当にすごいのです
パッ
だから脳の衰えが気になる大人にこそおすすめ……
ん…
返してよ~
ほうほう
まちがい さがし
みなさんで楽しみながら行うとさらに効果的です! お子さんの知育にもピッタリ!

「まちがいさがし」は単なる子供の遊びではなく、衰えやすい6大脳力が一挙に強まるすごい脳トレ

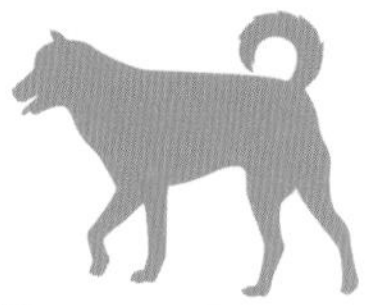

本当はすごい「まちがいさがし」

誰もが一度は楽しんだ経験がある「まちがいさがし」。**大人も子供もつい夢中**になってしまう不思議な魅力があることは、よくご存じでしょう。

実は、このまちがいさがし、**単なる「子供の遊び」ではない**ことが、脳科学的に明らかにされつつあります。何を隠そう、**脳のさまざまな部位の働きを瞬間的・総合的に強化できる、極めて高度な脳トレ**であることがわかってきたのです。

普段の生活で**テレビばかりみて**いたり、**ずっとぼんやり**していたりすると、脳はどんどん衰えてしまいます。記憶力が衰えて**物忘れ**が増えたり、集中力が低下して**飽きっぽく**なったり、注意力や判断力が弱まって**うっかりミス**が生じたり、感情をコントロールできなくなって**怒りっぽく**なったり、**やる気が減退**したりしてしまうのです。

そうした脳の衰えを防ぐ毎日の習慣としてぜひ取り入れてほしいのが、まちがいさがしです。脳は大きく4つの領域（前頭葉・頭頂葉・側頭葉・後頭葉）に分けられますが、まちがいさがしを行うと、その**すべての領域が一斉に活性化する**と考えられるからです。

まちがいさがしで出題される絵や写真の視覚情報はまず脳の**後頭葉**で認識され、**頭頂葉**で位置関係や形などが分析されます。次に、その情報は**側頭葉**に記憶されます。その記憶を頼りに、脳のほかの部位と連携しながら、注意を集中させてまちがいを見つけ出すのが、思考・判断をつかさどる脳の司令塔**「前頭葉」**の働きです。

あまり意識することはないと思いますが、まちがいさがしは、**脳の4大領域を効率よく働かせることができる稀有《けう》な脳トレ**でもあるのです。

まちがいさがしをするときの脳の各部位の働き

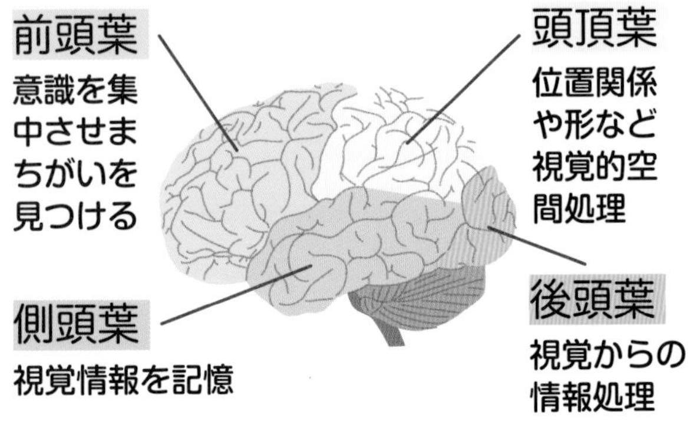
前頭葉
意識を集中させまちがいを見つける
頭頂葉
位置関係や形など視覚的空間処理
側頭葉
視覚情報を記憶
後頭葉
視覚からの情報処理

記憶力など6つの脳力を瞬間強化する高度な脳トレ

まちがいさがしが脳に及ぼす効果について、さらにくわしく見ていきましょう。

まず、まちがいさがしは脳トレのジャンルの中で、**「記憶系」**に分類されます。問題を解くには記憶力が必要になると同時に、まちがいさがしを解くことによって記憶力が強化されるのです。

実際に、2つ並んだ絵や写真からまちがい（相違点）を見つけるには、以下のような脳の作業が必要になってきます。

第一に、2つの絵や写真の細部や全体を視覚情報としてとらえ、一時的に覚える必要が出てきます。ここには**「空間認知」**と**「記憶」**の働きがかかわってきます。

第二に、直前の記憶を思い起こして、記憶にある視覚情報と今見ている絵や写真との間に相違点がないかに関心を向けていくことになります。ここで**「想起」**と**「注意」**の働きが必要になります。

第三に、相違点が本当に相違点であると気づくには、確認作業と**「判断」**力が必要になります。

そして、こうした一連の脳の働きを幾度となくくり返すためには、相応の**「集中」**力を要します。

つまり、まちがいさがしを解く過程では、**①記憶力（覚える力）**だけでなく、**②空間認知力（物の位置や形状、大きさを認知する力）**、**③注意力（気づく力）**、**④想起力（思い出す力）**、**⑤判断力（答えを確定する力）**、**⑥集中力（意欲を持続する力）**という**「6大脳力」**が総動員されるのです。

脳はある意味で筋肉と似ています。何歳になっても、使えば使うほど強化されます。つまり、まちがいさがしは、年とともに衰えやすい「6大脳力」を一挙に強化できる、極めて高度な脳トレだったのです。私が冒頭で「単なる子供の遊びではない」といった理由は、ここにあるわけです。

まちがいを見つけた瞬間 脳全体がパッと活性化

それだけではありません。まちがいさがしが優れているのは、「あ、ここが違う！」と気づいた瞬間に、一種の喜びに似た感覚を伴う**「ひらめき」**が生まれることです。このひらめきがまた、脳にとって最良の刺激になるのです。

新しいアイデアを思いついた瞬間、悩み事が解決した瞬間、何かをついに成し遂げた瞬間など、私たちがひらめきをひとたび感じると気分が高揚し、その瞬間に脳は一斉に活性化するのです。みなさんもこうした経験をしたことがあるでしょう。暗い気持ちがパッと晴れるような、暗闇の中、電球の明かりがパッと光るような、そんな感覚です。

まちがいさがしは、こうした**ひらめきに似た感覚を日常で手軽に体験できる優れた脳トレ**でもあるのです。

本書のまちがいさがしには、1問につき5つのまちがいが隠れています。つまり、ひらめきに似た感覚を体験できるチャンスが、1問につき5回も用意されているのです。

いぬのかわいい表情やしぐさにときめきを感じて癒される脳活

まちがいさがしの脳活効果

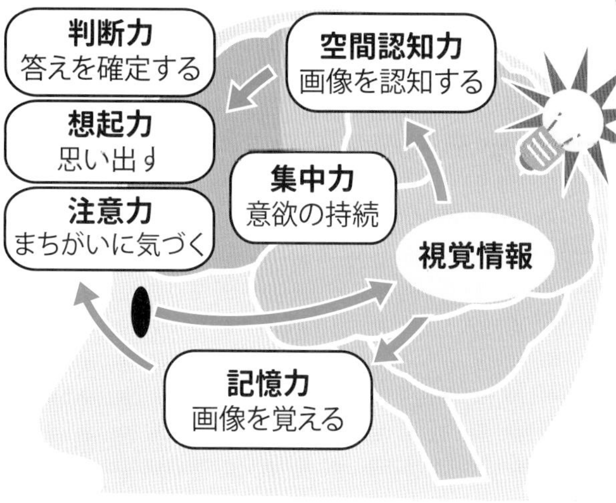
判断力
答えを確定する
空間認知力
画像を認知する
想起力
思い出す
集中力
意欲の持続
注意力
まちがいに気づく
視覚情報
記憶力
画像を覚える

おまけに、本書のまちがいさがしの題材は、みなさんも（私も）大好きな**「いぬの写真」**。表情豊かないぬたちの愛くるしい瞬間が集められています。

暗いニュースが多い昨今、**かわいさを極めたいぬたちの表情やしぐさ**を見るだけで、**思わず顔がほころび、心が癒され、暗い気持ちがフッと軽くなる**のではないでしょうか。

事実、認知症の患者さんたちに動物と触れ合ってもらったり、動物の写真を見てもらったりすると、表情がパッと明るくなり、**失われていた記憶を取り戻したり、不可解な言動が減ったりするこ**とを、日々の診療でよく経験します。

ある研究※によれば、「いぬを飼っている人は長生きをする傾向がある」との報告もあります。まさに、いぬは人類の友なのです。

まちがいさがしをするときは、いぬをなでたときの毛並みの感触、感情を表すしっぽの動き、キャンキャン、クンクン、ワンワンなど、どんな鳴き声を発しているのかなど、写真では得られない情報にも想像を巡らせてみてください。フキダシのセリフをつぶやいても楽しいですね。**脳全体のさらなる活性化につながる**はずです。

さらに、まちがいさがしをするときは、一人でじっくり解くのもいいですが、家族や仲間とワイワイ競い合いながら取り組むのもおすすめです。「いぬってこんな行動をするよね」「ここがかわいいよね」と、**いぬの話に花を咲かせながら取り組**

※スウェーデンのウプサラ大学のトーベ・ファル准教授らの研究。340万人のデータを12年間にわたって調査した。
Circulation：Cardiovascular Quaity Outcome 12:e005342.

むと、自然と円滑なコミュニケーションが生まれ、脳にとってさらにいい効果が期待できます。

最近、「脳への刺激が足りない」「ついボンヤリする」「ボーッとテレビばかりみている」……そんな人こそ、まちがいさがしの新習慣を始めてみましょう。めんどうなことは何一つありません。何しろ「ワンミニット、１分見るだけ！」でいいのですから。それだけで、記憶力をはじめとする脳の力を瞬時に強化することにつながるのです。

まだ半信半疑の方は、問題に取り組んでみてください。一とおりクリアするころには、１分以内にまちがいを探すときの「ドキドキ」と「ワクワク」、そしていぬのかわいさに思わずキュンとしてしまう「ときめき」で、夢中になっているはずです。

ときめきを感じて癒されながら没頭して脳を活性化できるいぬのまちがいさがしは、まさに最強の脳トレの一つといっていいでしょう。

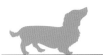

まちがいさがしの6大効果

空間認知力を強化

物の位置や形状、大きさを正確に把握する脳力が高まるので、物をなくしたり、道に迷ったり、何かにぶつかったり、転倒したり、車の運転ミスをしたりという状況を避けやすくなる。

注意力を強化

些細な違いや違和感に気づきやすくなるため、忘れ物や見落としが少なくなり、うっかりミスが防げて、めんどうな家事や仕事もまちがいなくこなせるようになる。

記憶力を強化

特に短期記憶の力が磨かれ、物忘れをしたり、物をなくしたり、同じ話を何度もしたり、仕事や料理などの作業でモタついたりすることを防ぎやすくなる。

判断力を強化

とっさの判断ができるようになるため、道を歩いているときに車や人をうまく避けられたり、スーパーなどで商品を選ぶときに的確な選択が素早くできたりする。

想起力を強化

直前の記憶を何度も思い出す必要があるので想起力が磨かれ、人や物の名前が出てこなくなったり、アレソレなどの言葉が増えたり、会話中に言葉につまったりするのを防ぎやすくなる。

集中力を強化

頭がさえている時間が長くなり、テレビのニュースや新聞の内容をよく理解できて、人との会話でも聞き逃しが少なくなる。根気が続くようになり趣味や仕事が充実してくる。

●本書のまちがいさがしのやり方●

人事採用犬

正

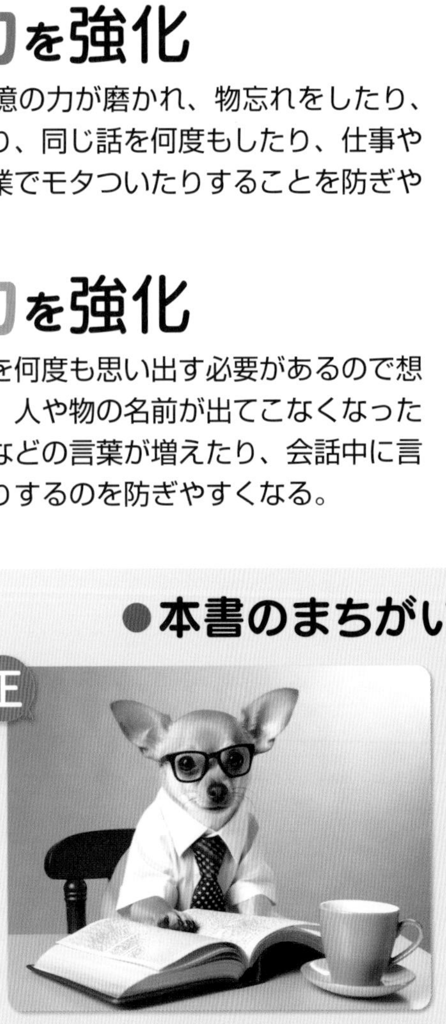

誤

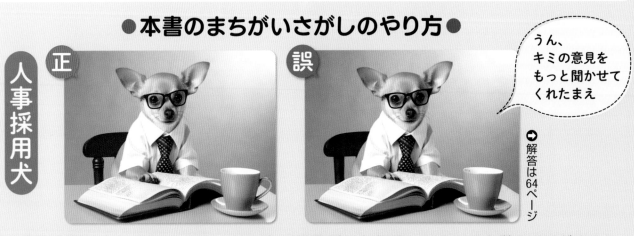

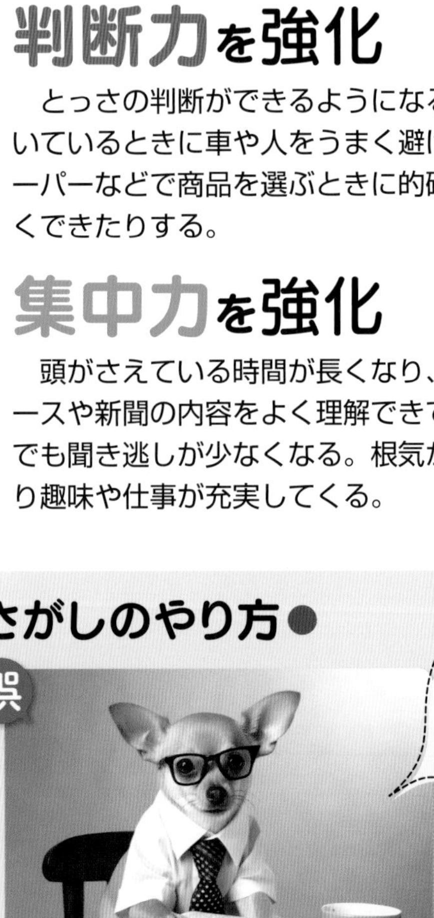

うん、キミの意見をもっと聞かせてくれたまえ

➡解答は64ページ

「正」と「誤」を見比べて、まず、１分間にまちがい（相違点）を何個見つけられるか数えてください。１問につきまちがいは5つ隠れています。全部見つけられなかったときは、次に、5つのまちがいをすべて見つけるまでの時間を計測してください。楽しみながら解くのが、脳活効果を高めるコツです。

1 ゆったり犬

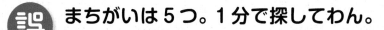

どーもー、
お元気ですかー？

1分で見つけた数	個
全部見つけるまでの時間	分　秒

正

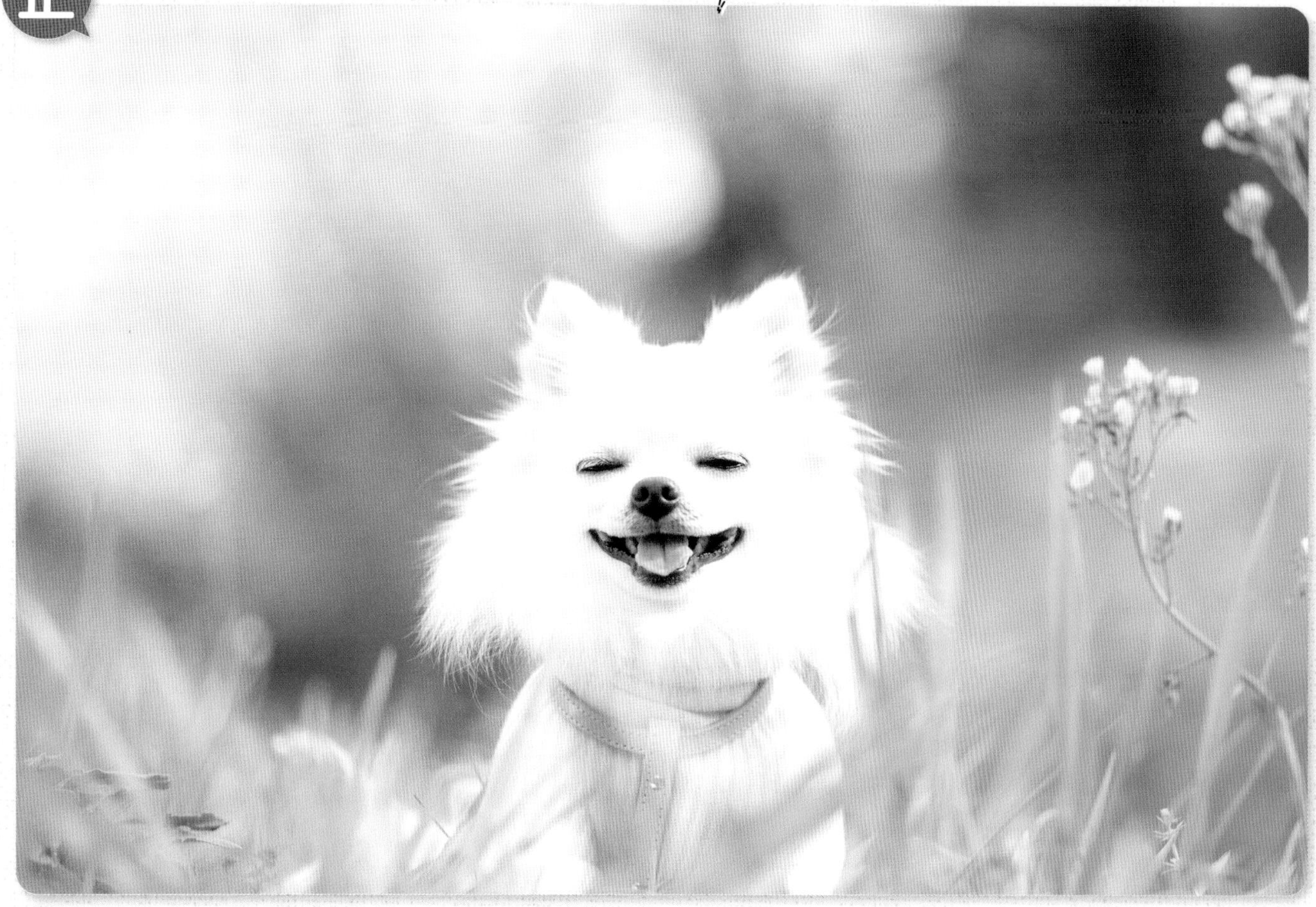

誤　まちがいは５つ。１分で探してわん。

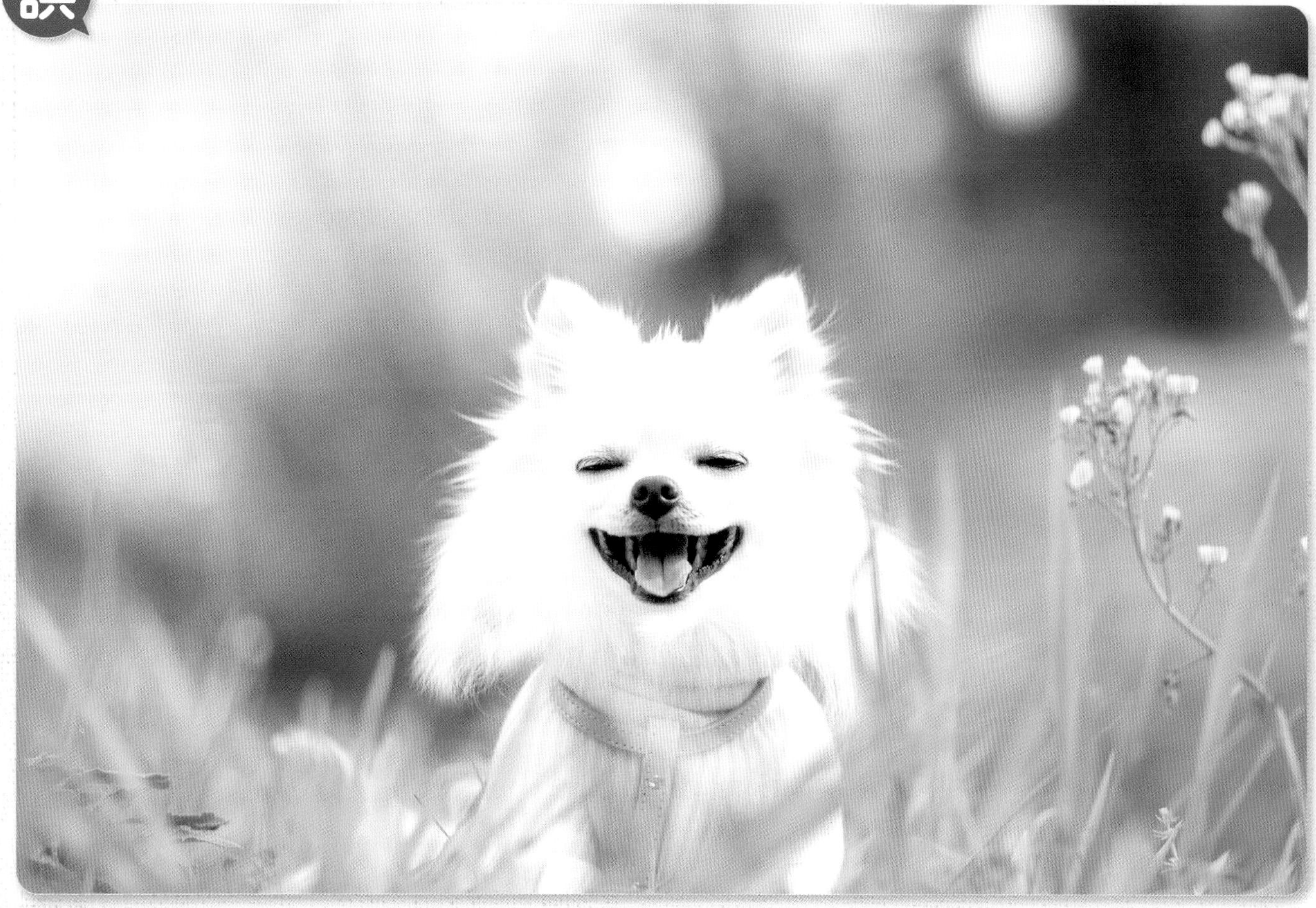

➡解答は64ページ

2 ごあいさつ犬

こんにチワワ～

1分で見つけた数	個
全部見つけるまでの時間	分　秒

正

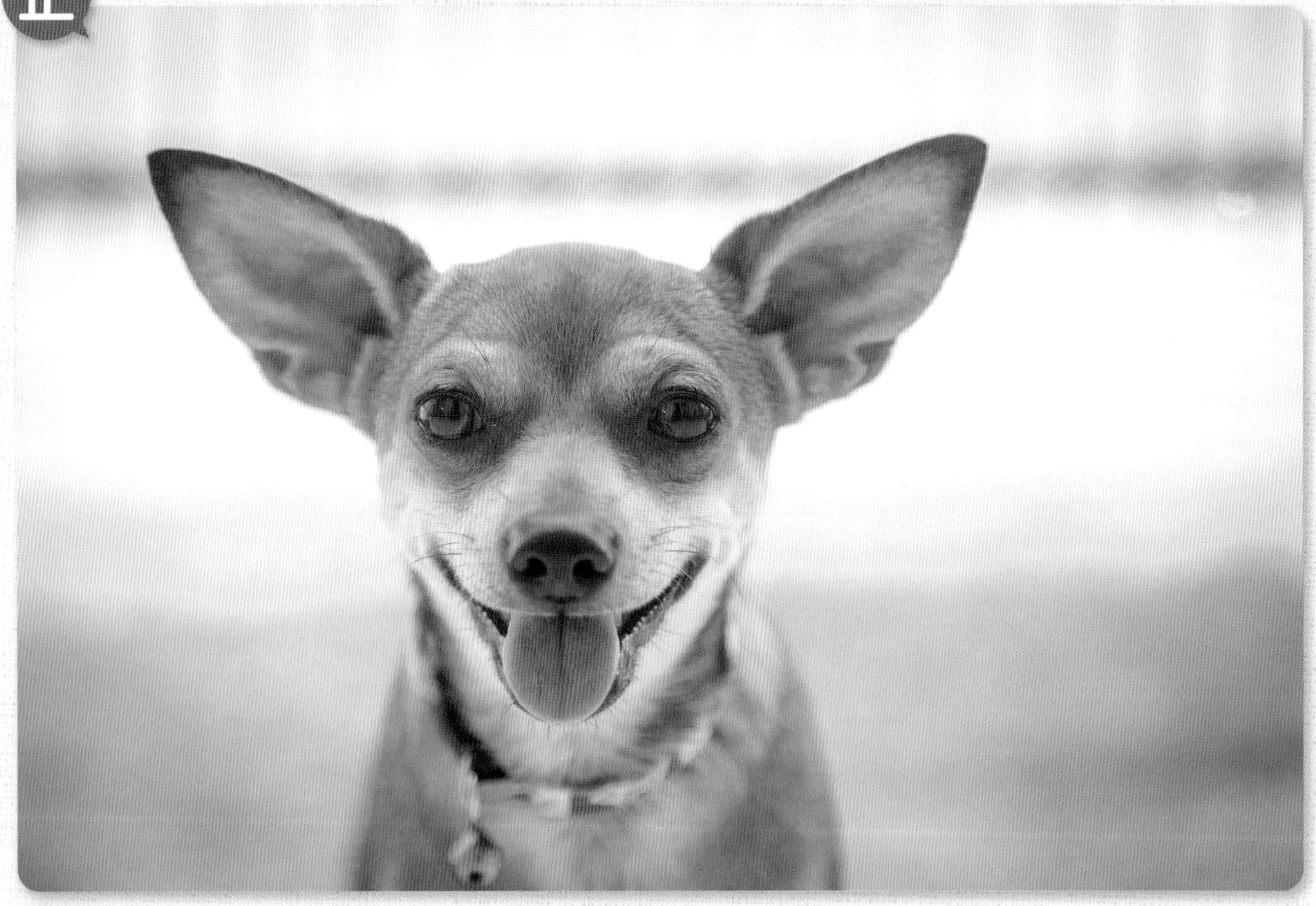

誤　まちがいは５つ。１分で探してわん。

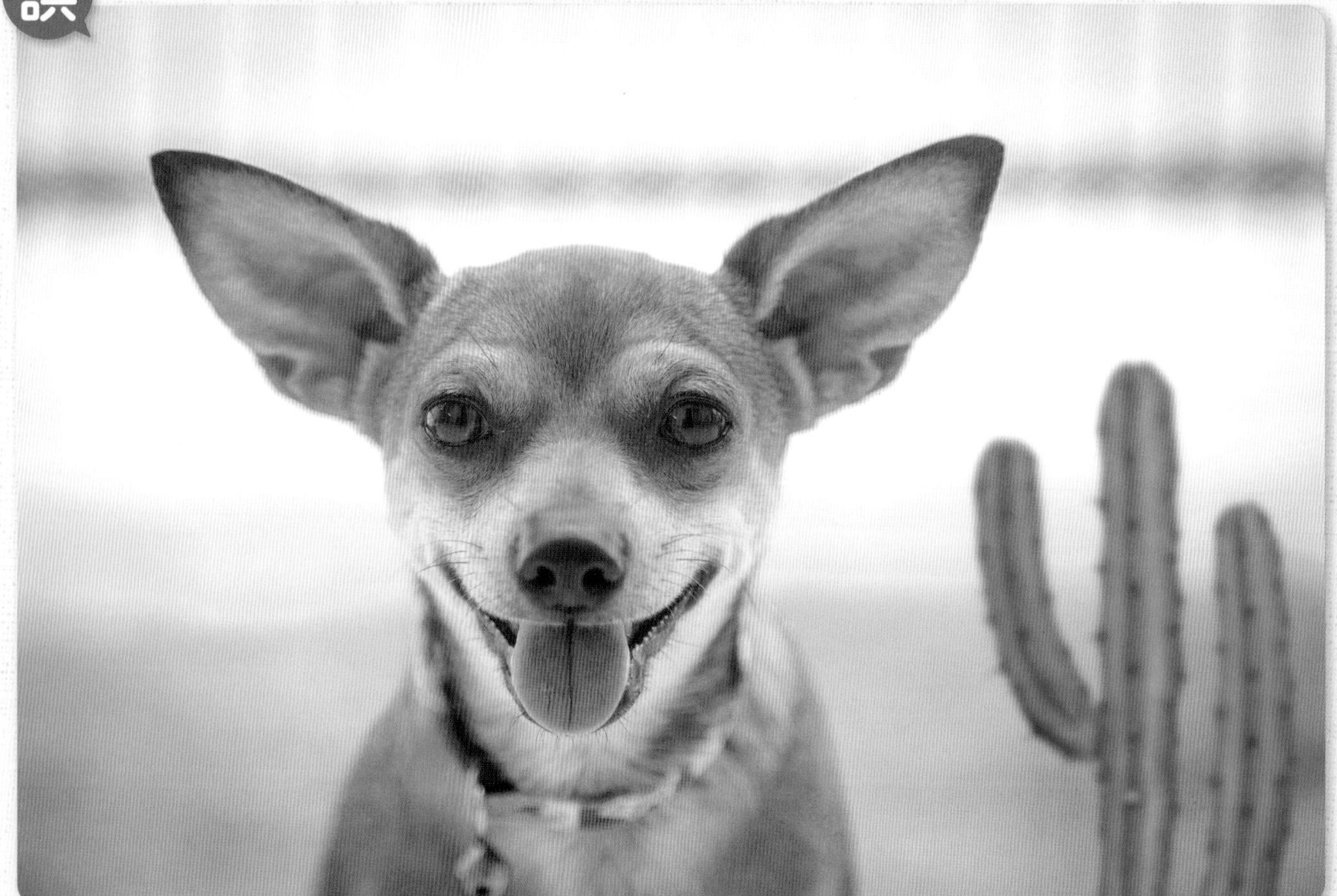

➡解答は64ページ

3 仲たがい犬

ごめんねする
タイミングが
難しい……

1分で見つけた数	個
全部見つけるまでの時間	分　秒

正

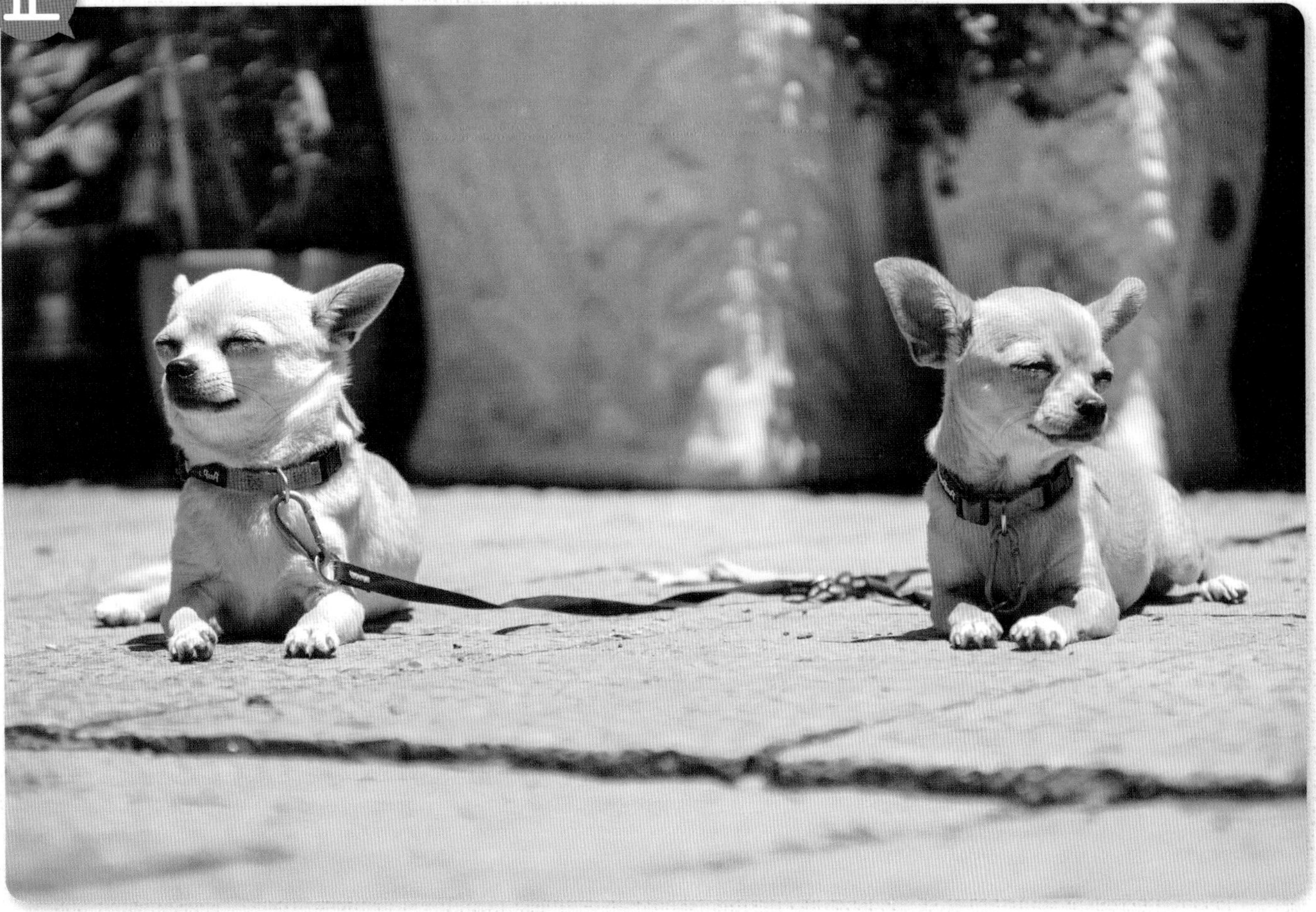

誤　まちがいは５つ。１分で探してわん。

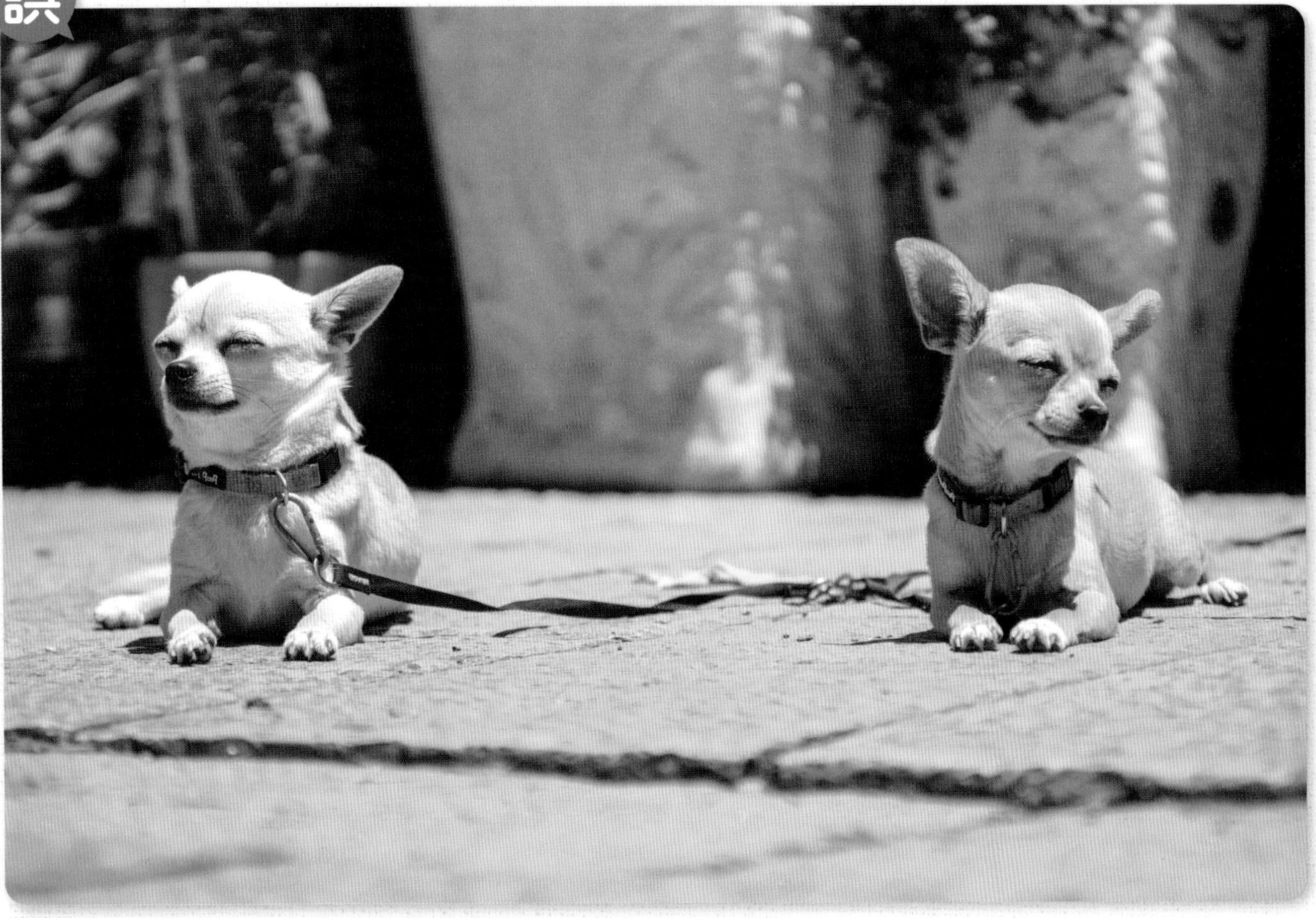

➡解答は64ページ

4 物理学犬

ですから、ニュートンは
木から落ちたリンゴを見ただけで
食べなかったのです

1分で見つけた数	個
全部見つけるまでの時間	分　秒

正

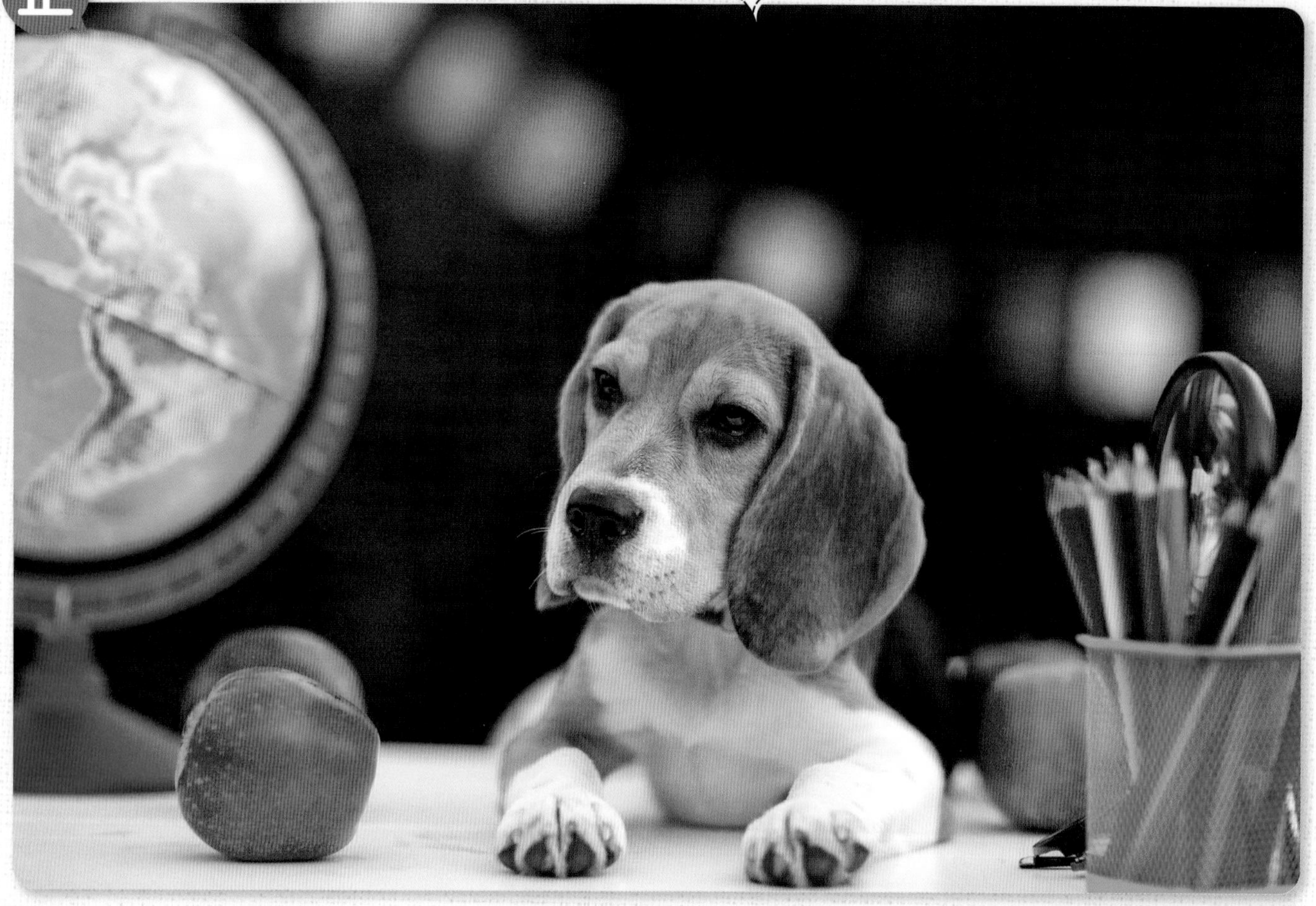

誤　まちがいは5つ。1分で探してわん。

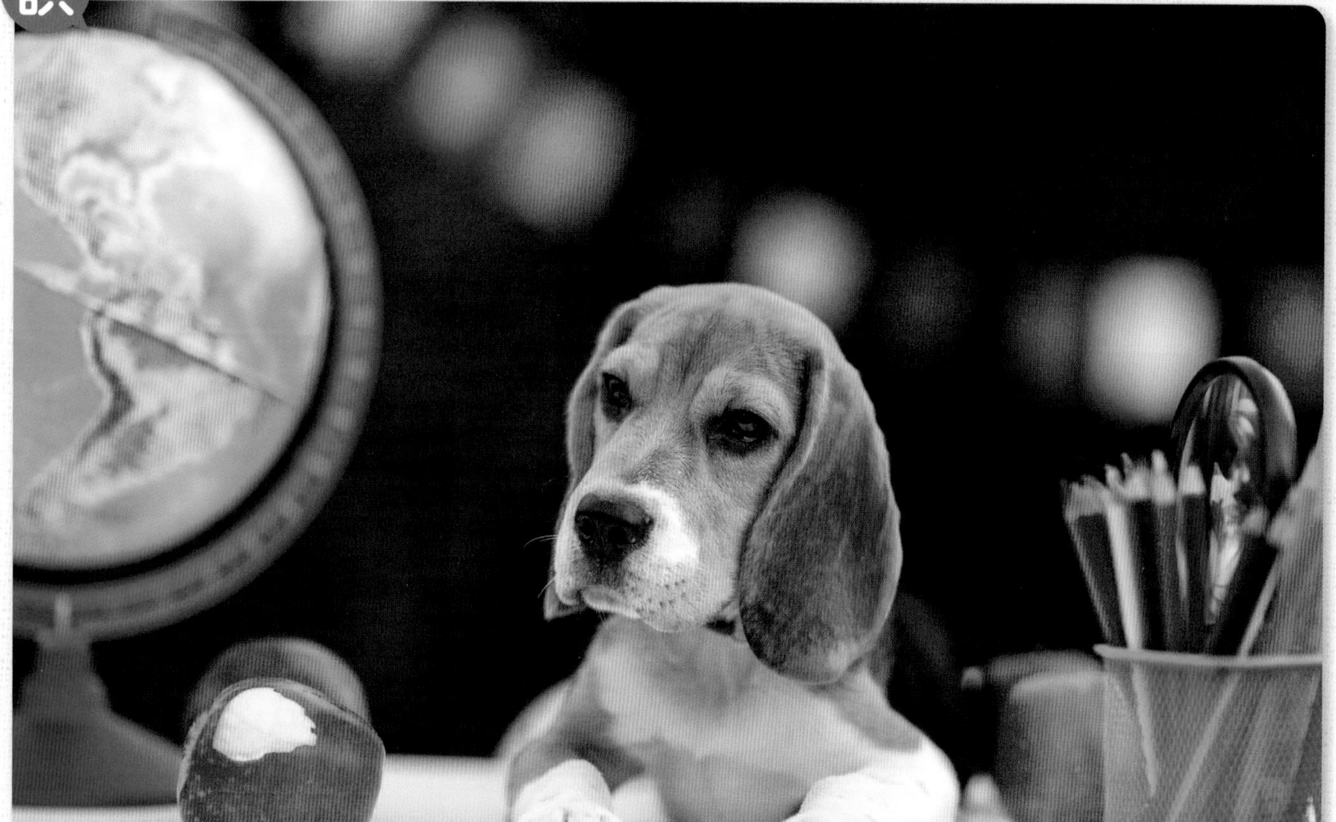

➡解答は64ページ

5 ムニュムニュ犬

へんへー（先生）、
これ何の検査れすかー

1分で見つけた数	個
全部見つけるまでの時間	分　秒

正

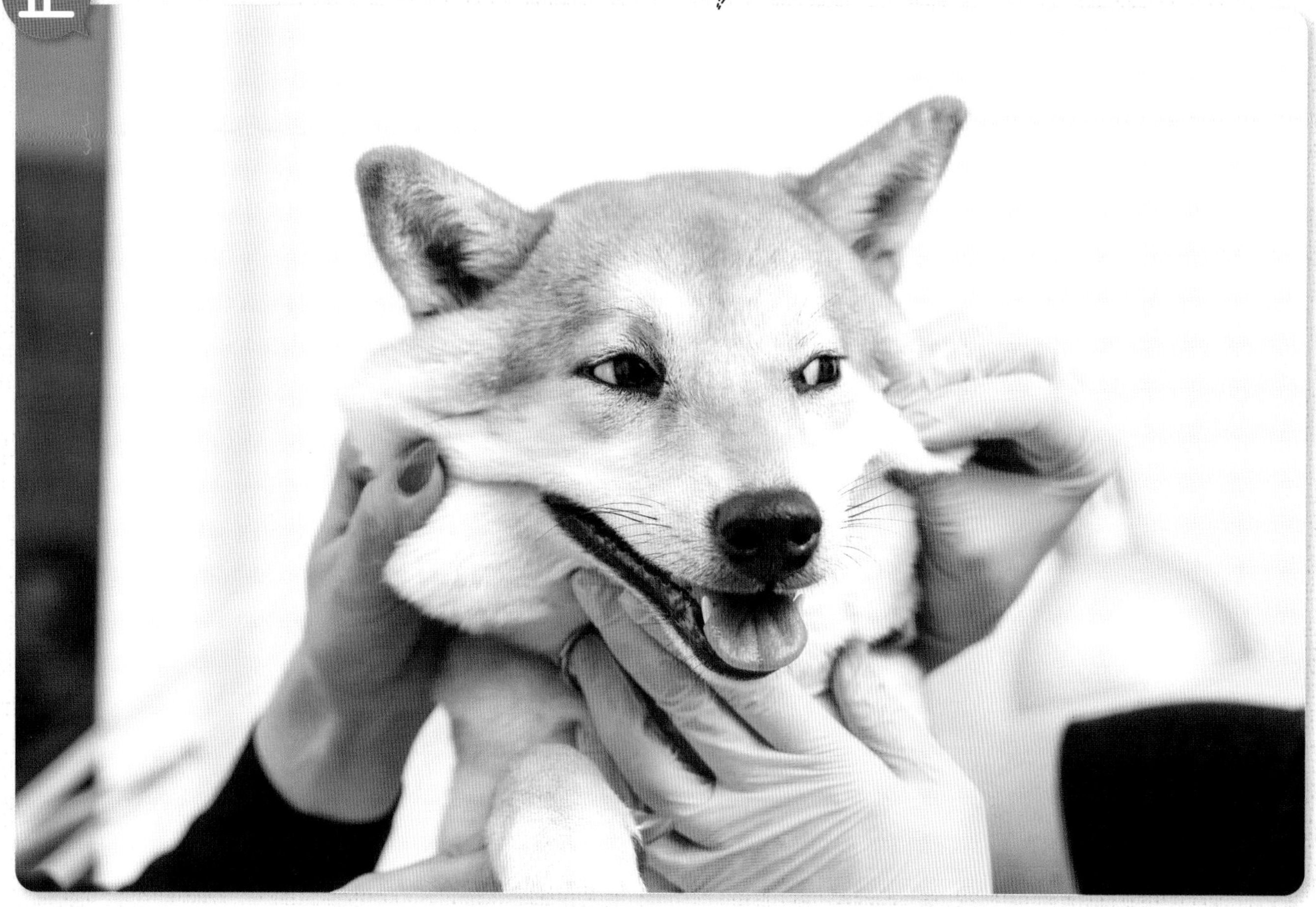

誤　まちがいは５つ。１分で探してわん。

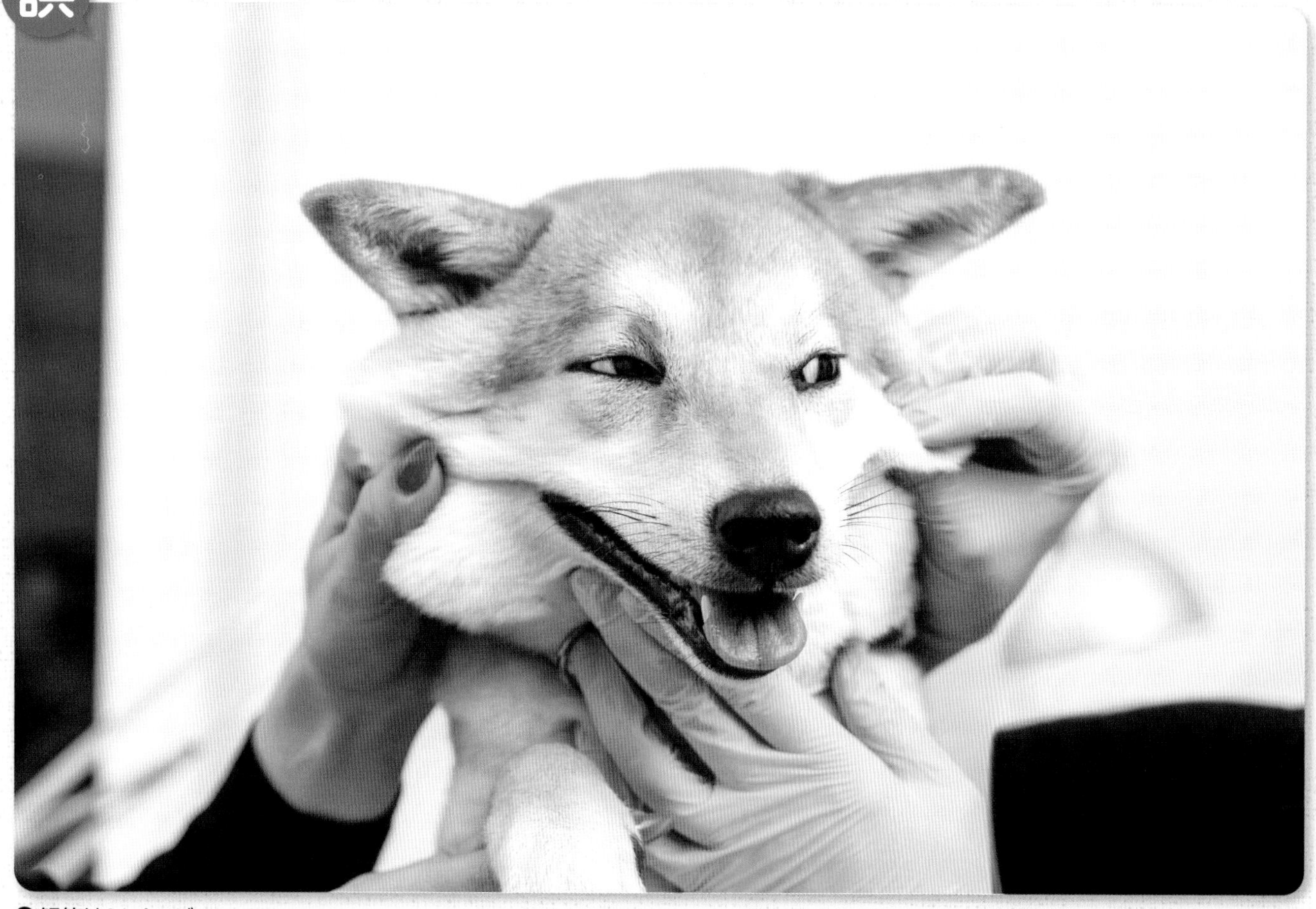

解答は64ページ

6 売れない犬楽団

どなたか1曲、
聞いてください。
お願い……

1分で見つけた数	個
全部見つけるまでの時間	分　秒

正

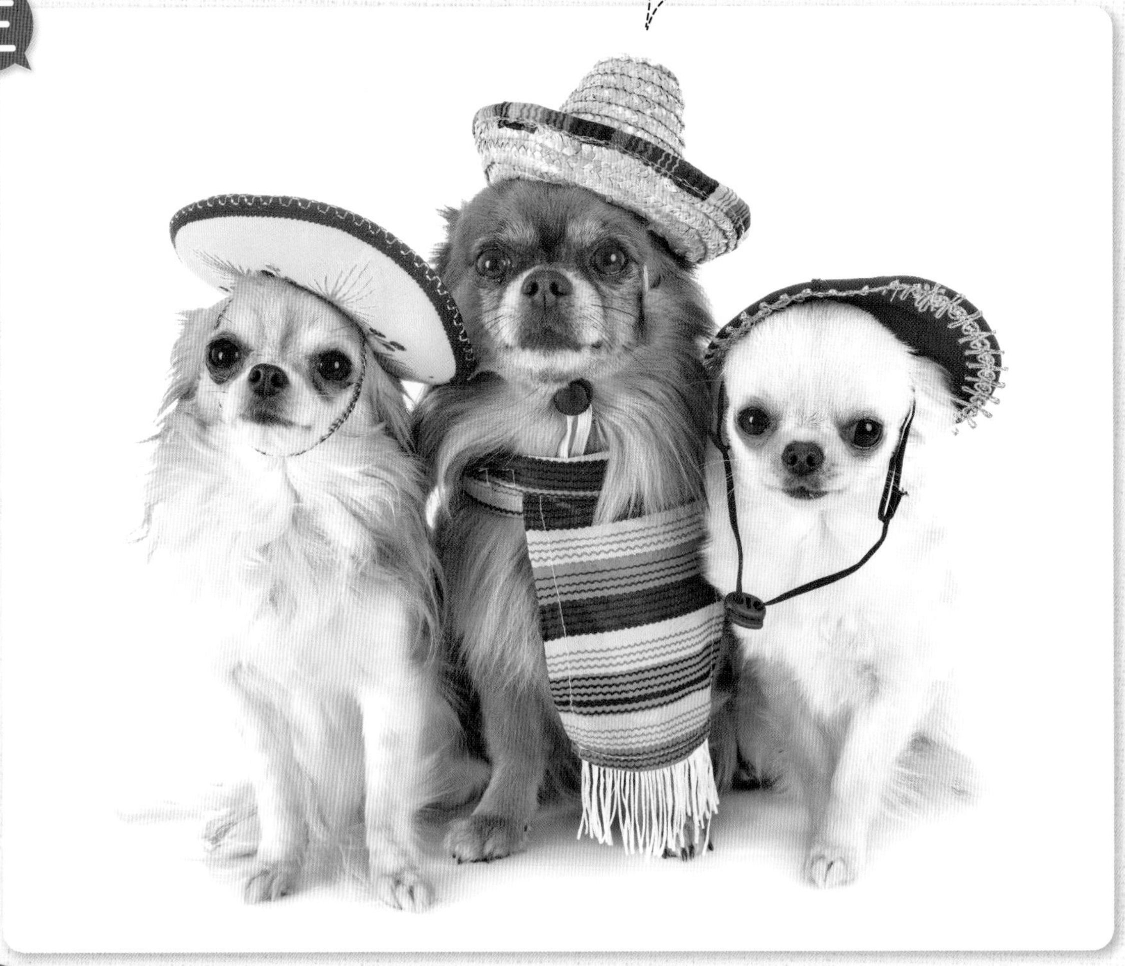

誤

まちがいは5つ。1分で探してわん。

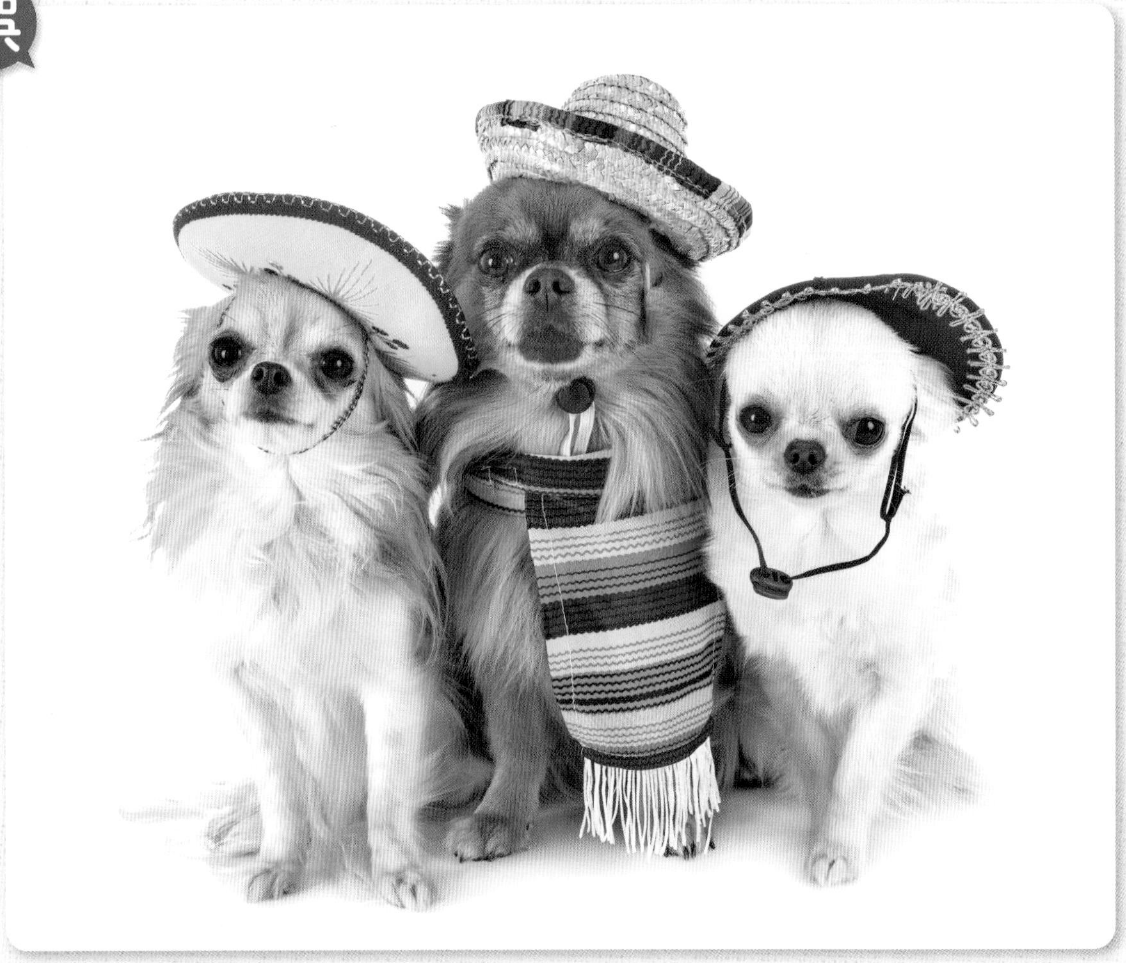

➡解答は65ページ

7 ないしょ話犬

大きな声ではいえないので、
ちょっとこっちきて

1分で見つけた数	個
全部見つけるまでの時間	分　秒

正

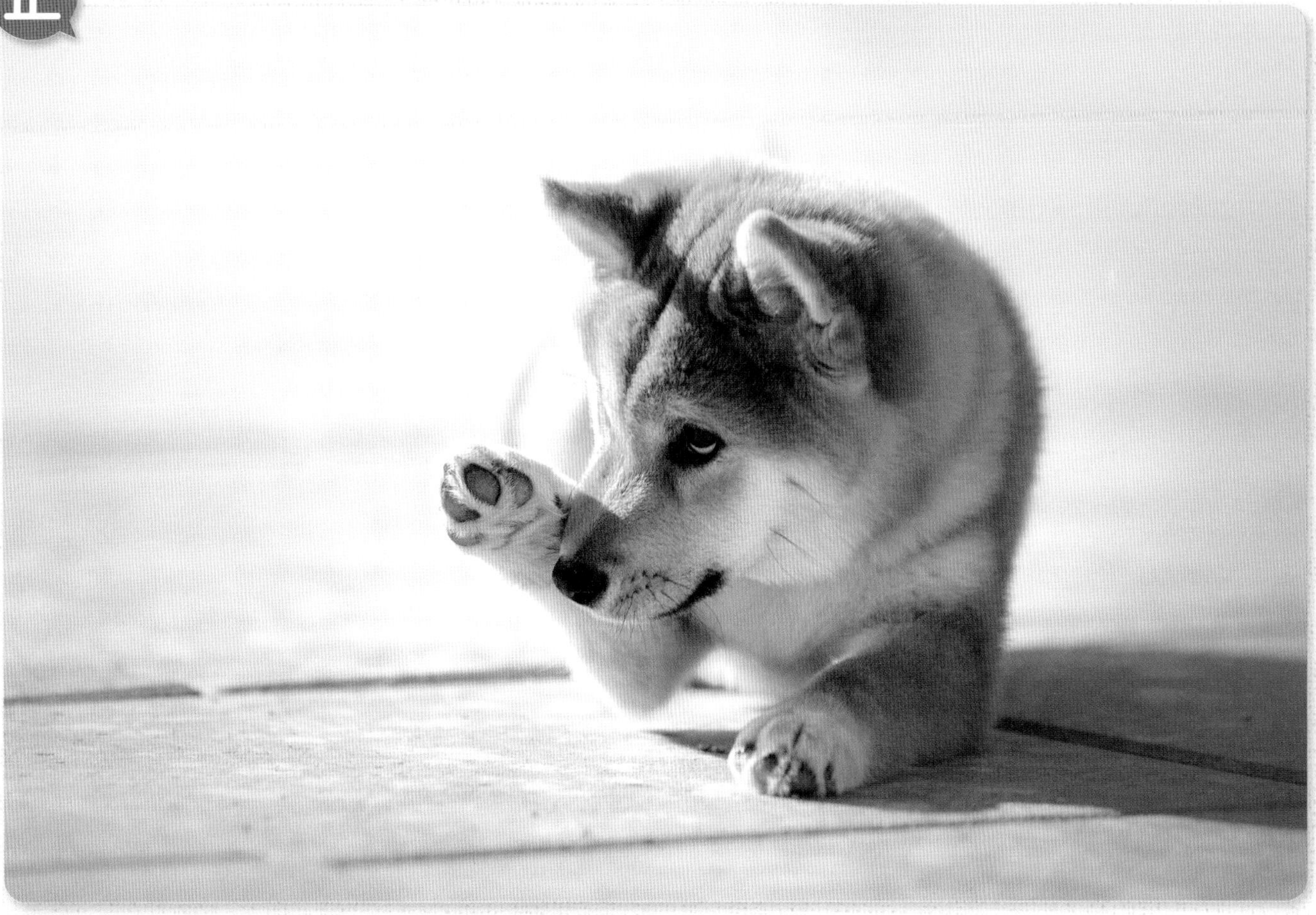

誤　まちがいは5つ。1分で探してわん。

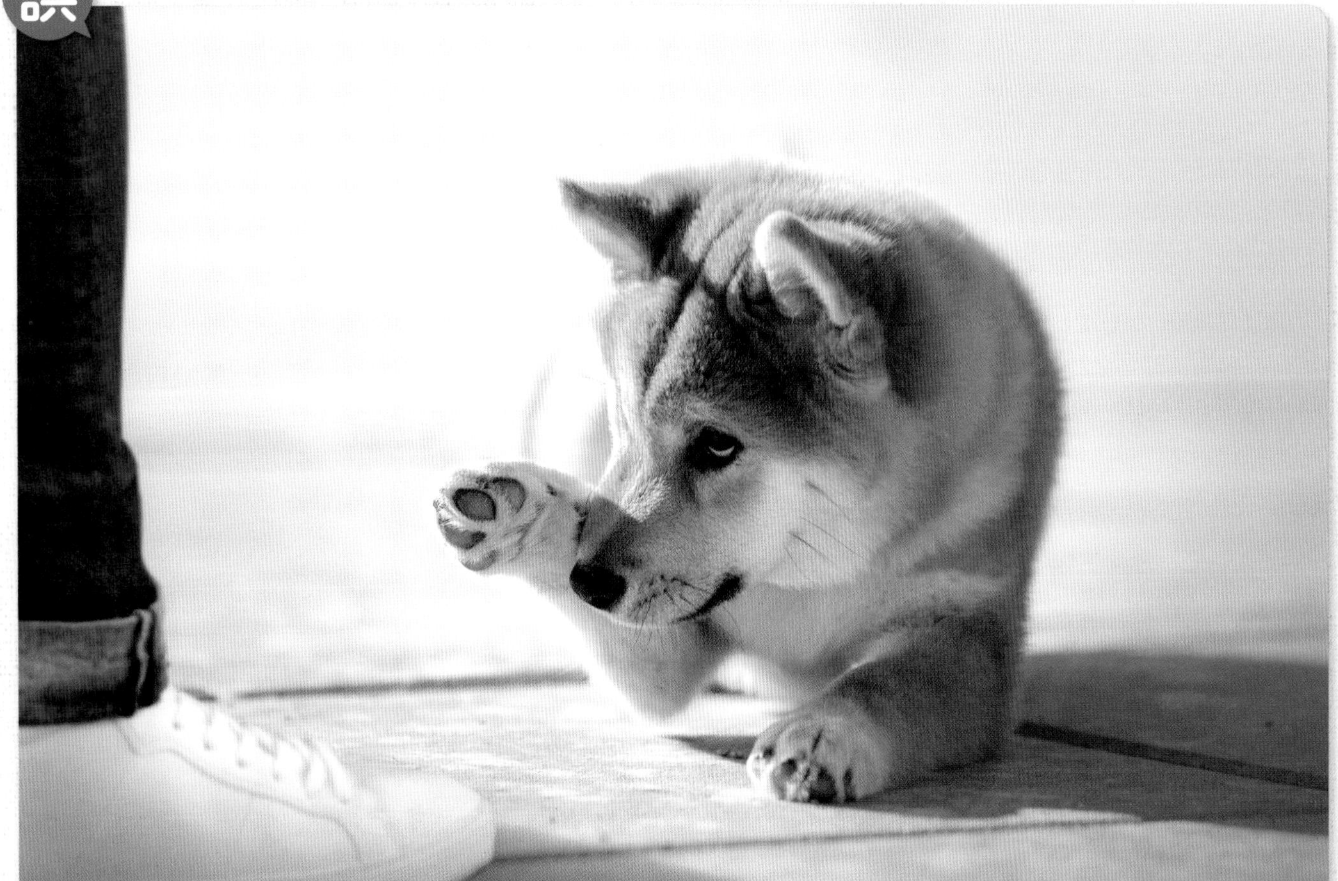

➡解答は65ページ

8

セレブ犬

正

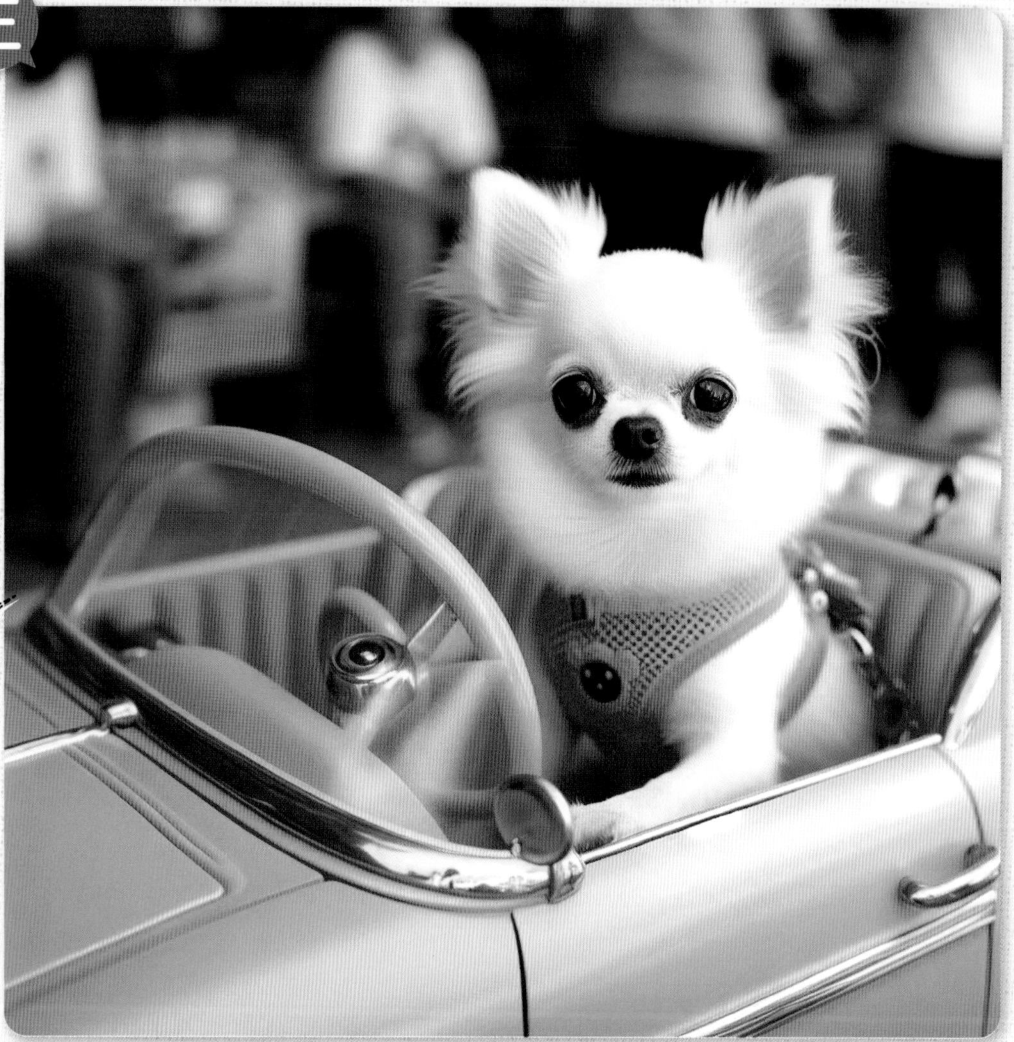

お散歩？
毎回、
おクルマですの

誤

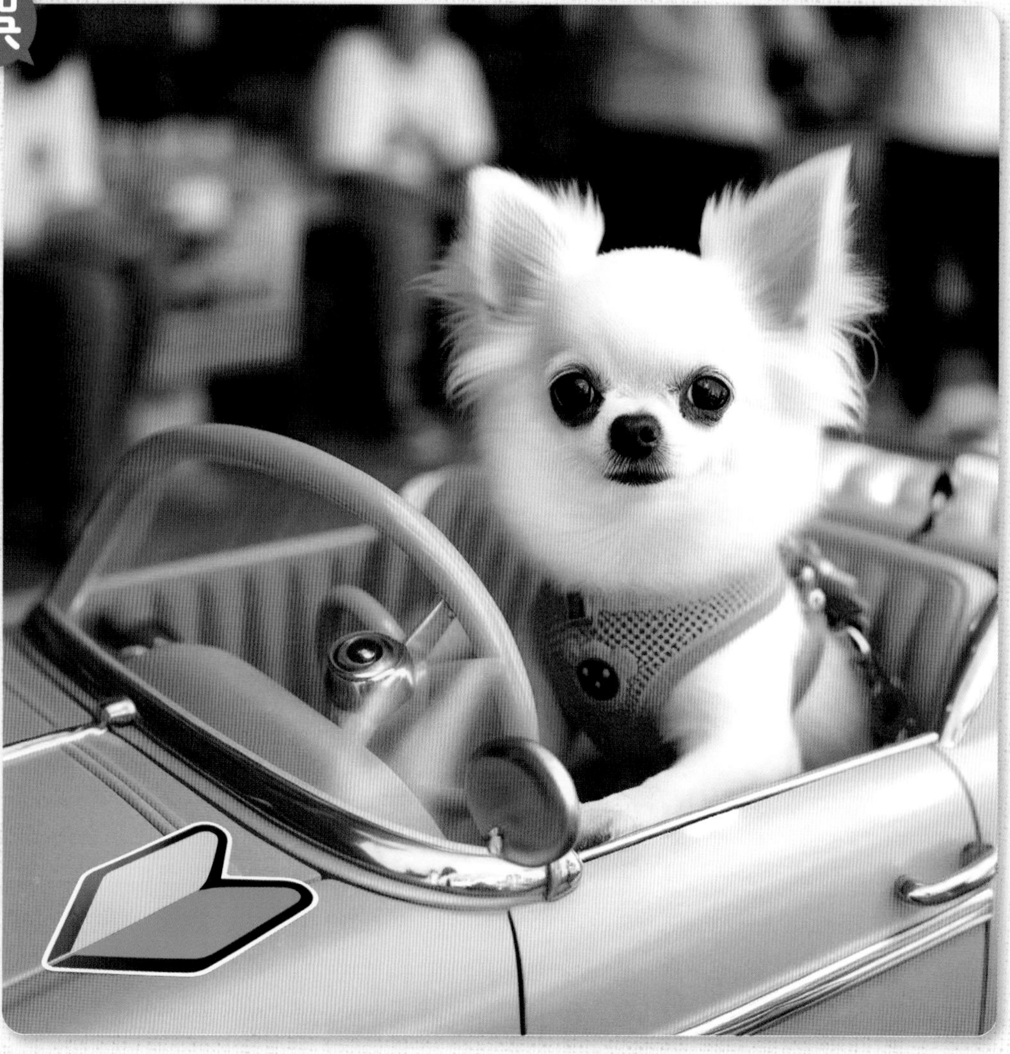

まちがいは5つ。1分で探してわん。

1分で見つけた数	個
全部見つけるまでの時間	分　秒

➡解答は65ページ

9 やってらんない犬

まさかご主人が
ねこカフェに
行ってたなんて……

1分で見つけた数	個
全部見つけるまでの時間	分　秒

正

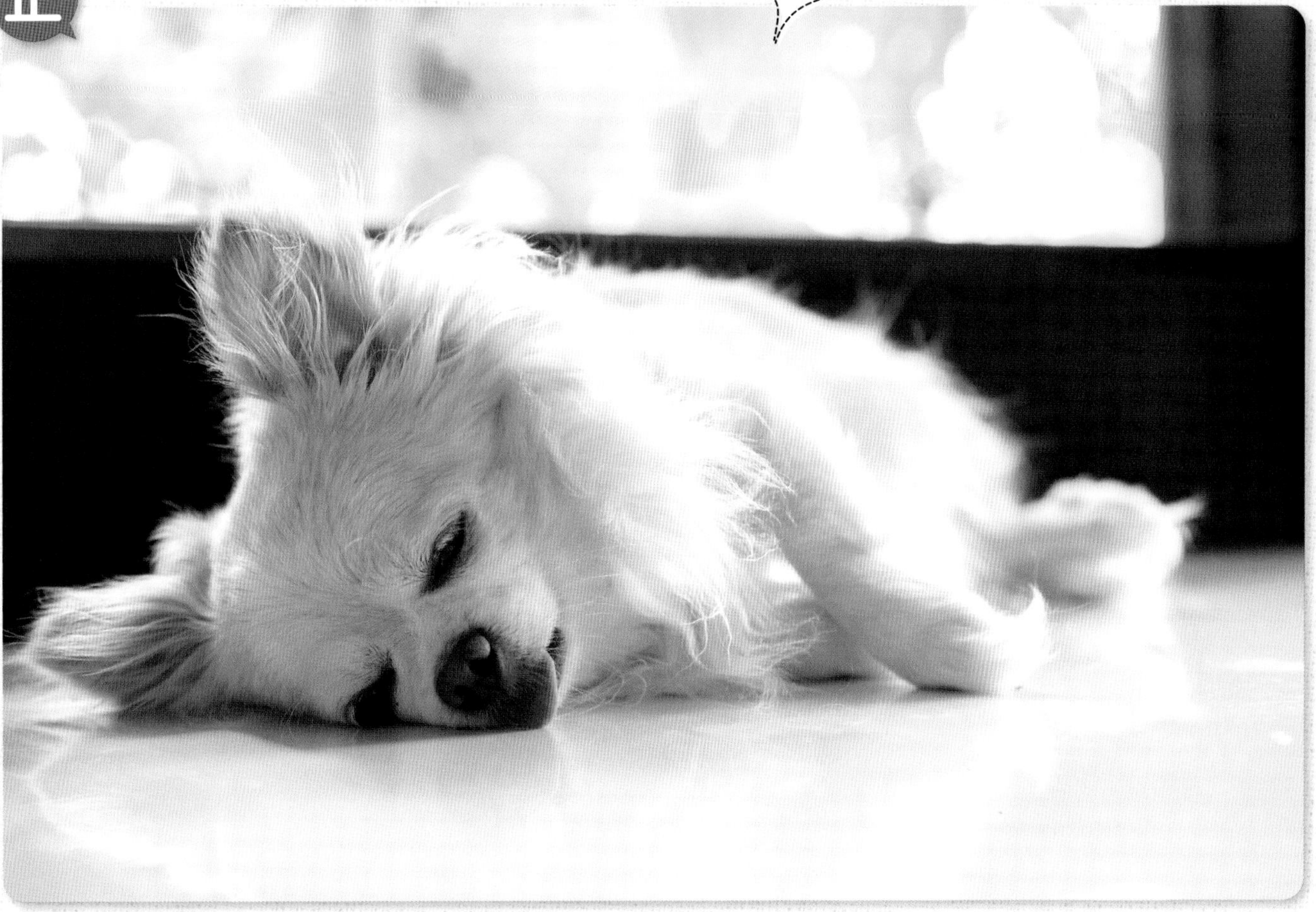

誤

まちがいは5つ。1分で探してわん。

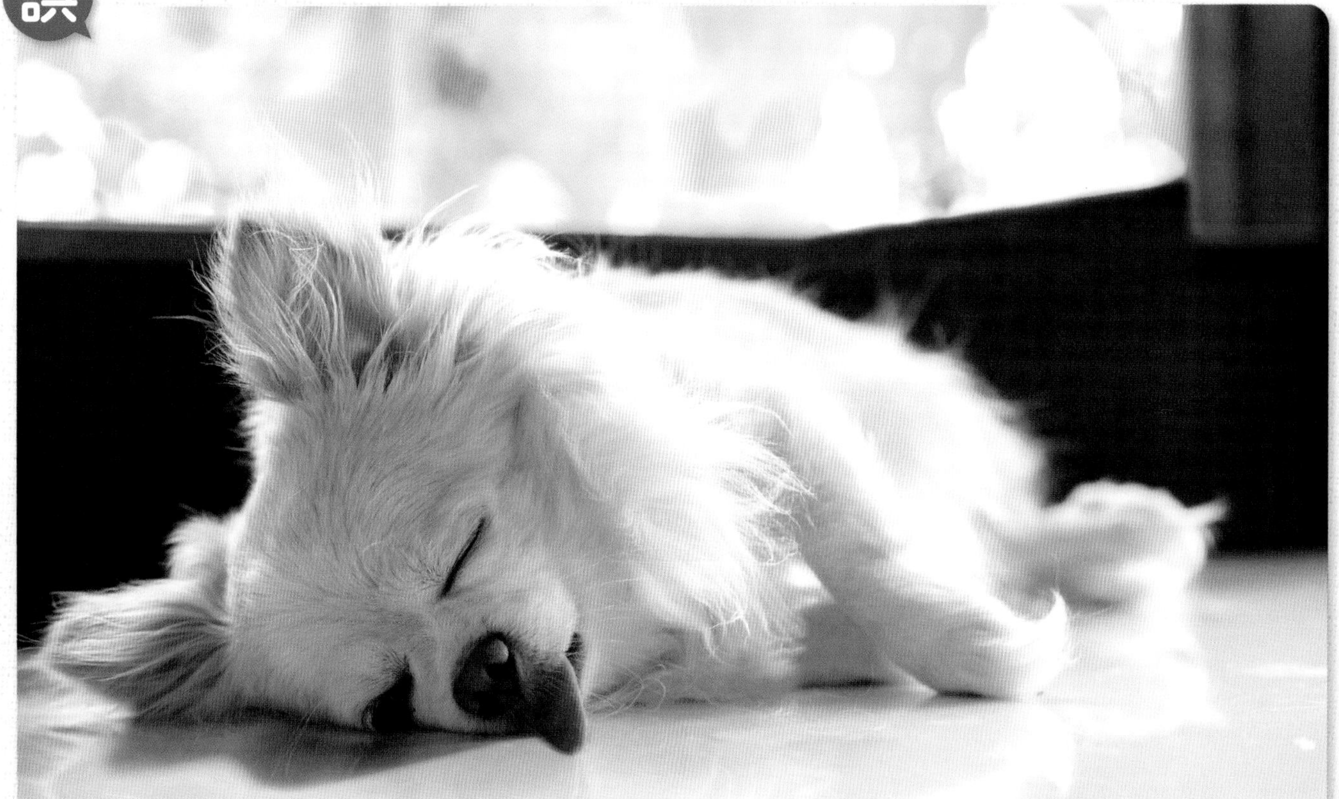

➡解答は65ページ

10 最初の一杯犬

プハーッ、うめー！

1分で見つけた数	個
全部見つけるまでの時間	分　秒

正

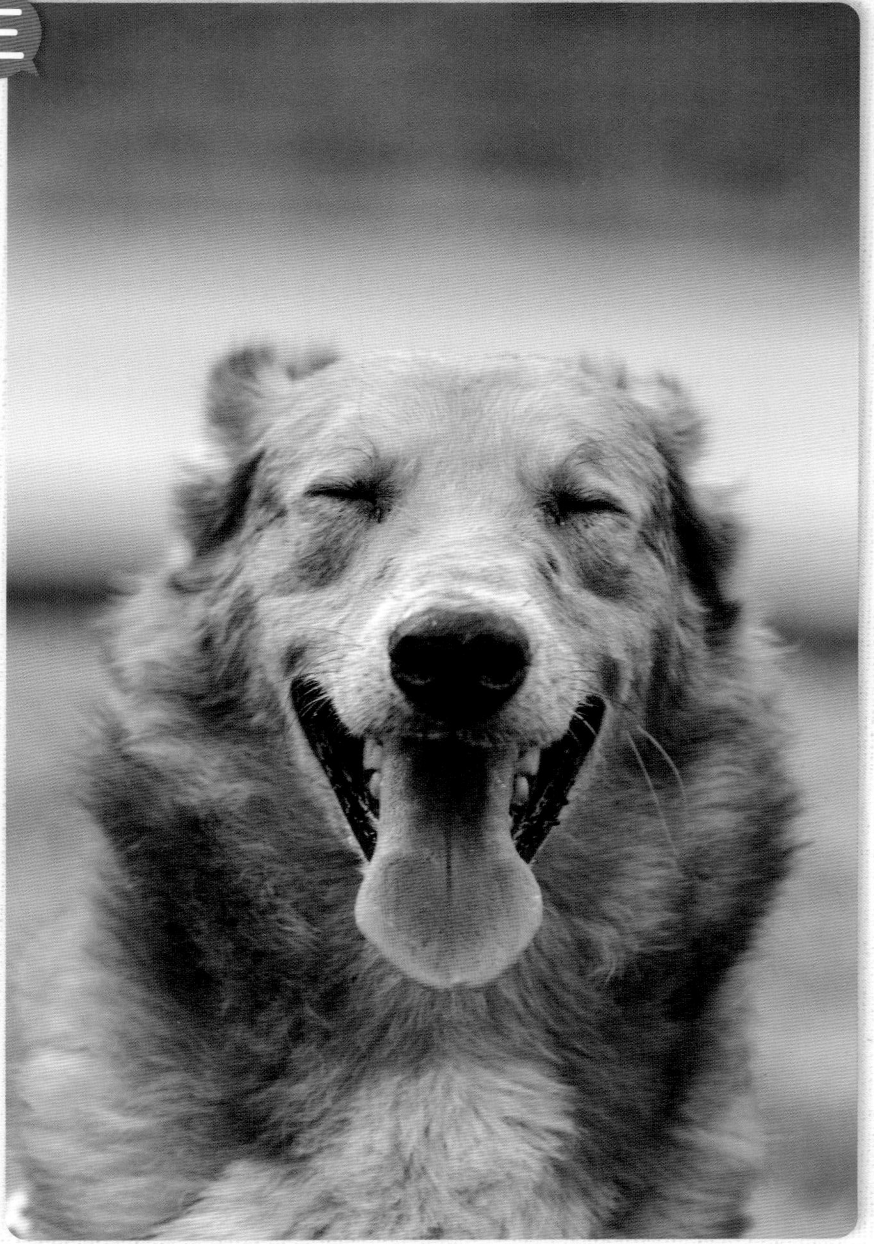

誤

まちがいは5つ。1分で探してわん。

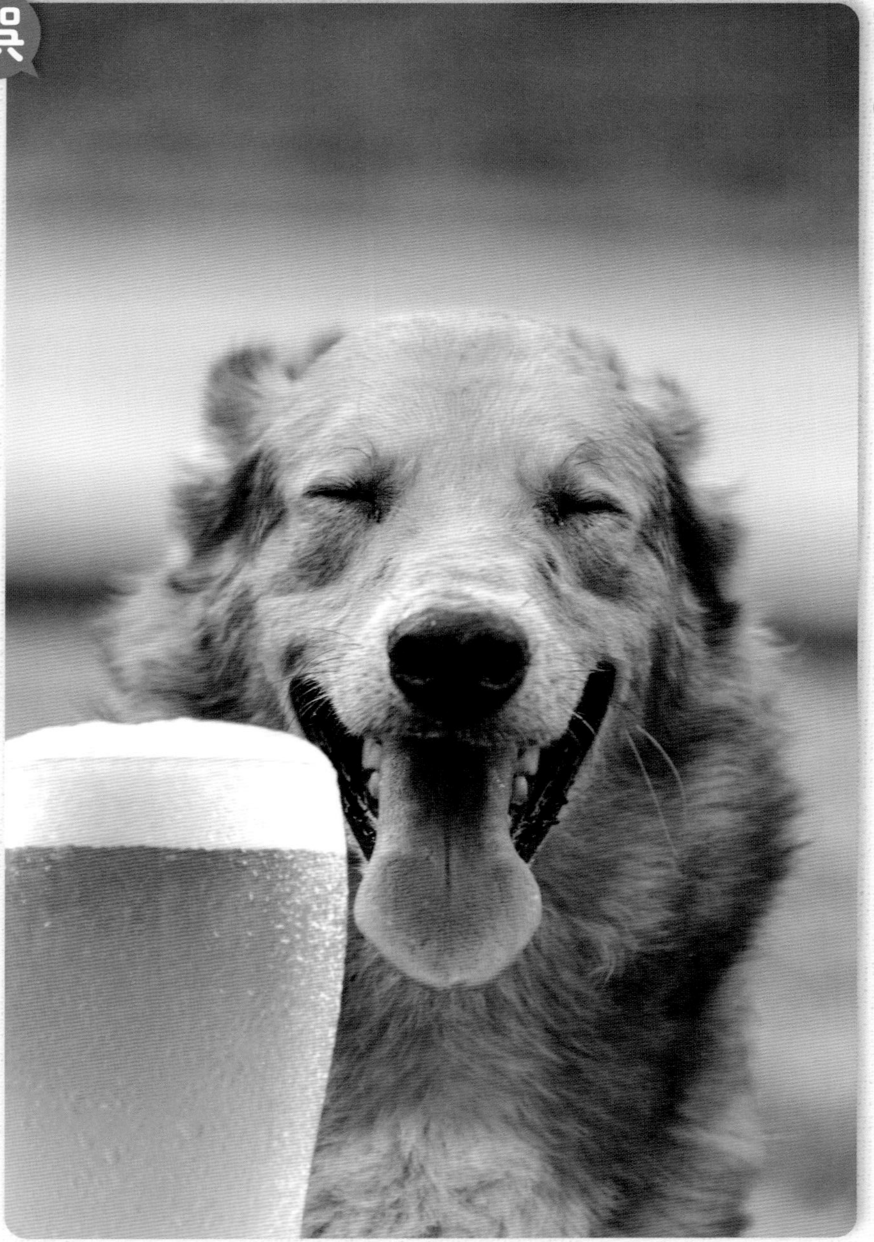

➡解答は65ページ

11 雨ごい犬

降ってくれー

1分で見つけた数	個	
全部見つけるまでの時間	分	秒

正

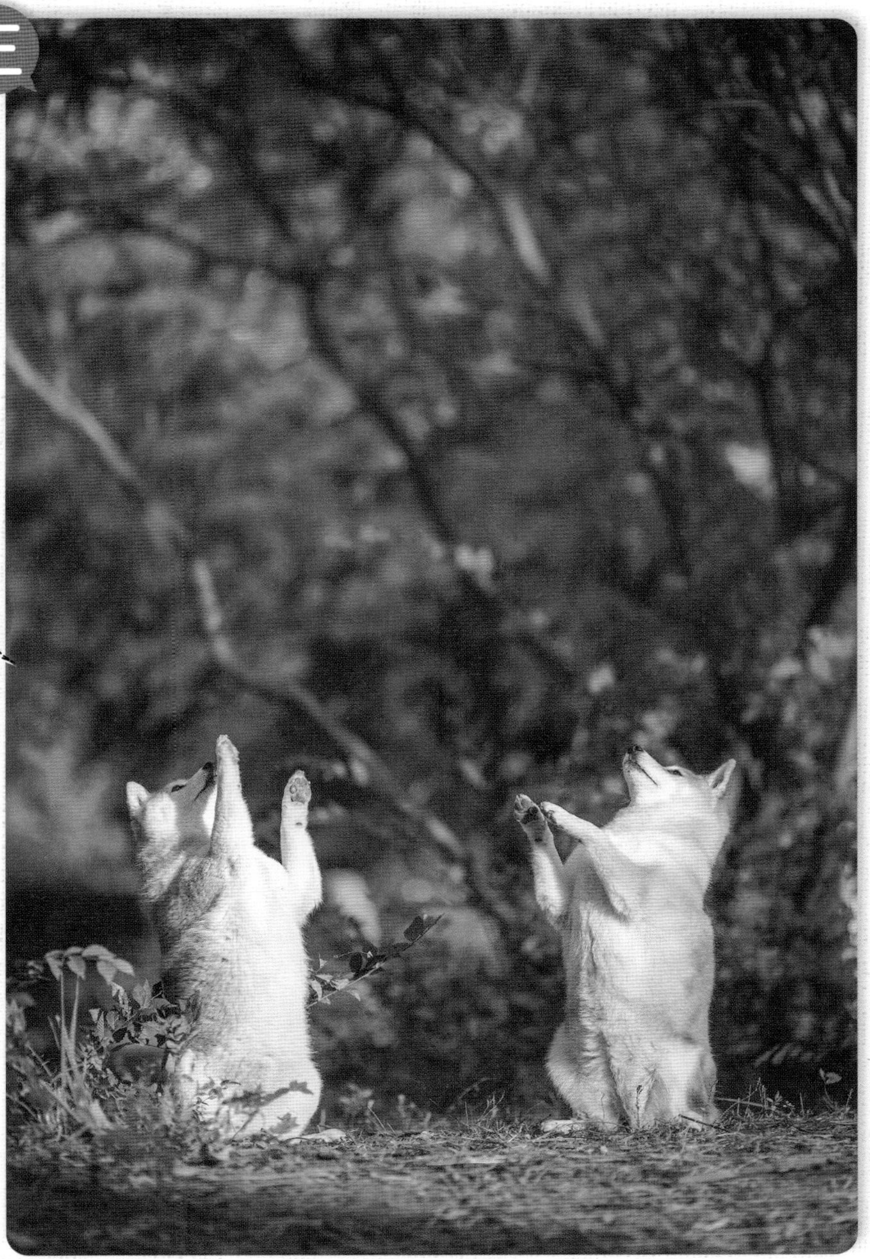

頼むー

誤

まちがいは5つ。1分で探してわん。

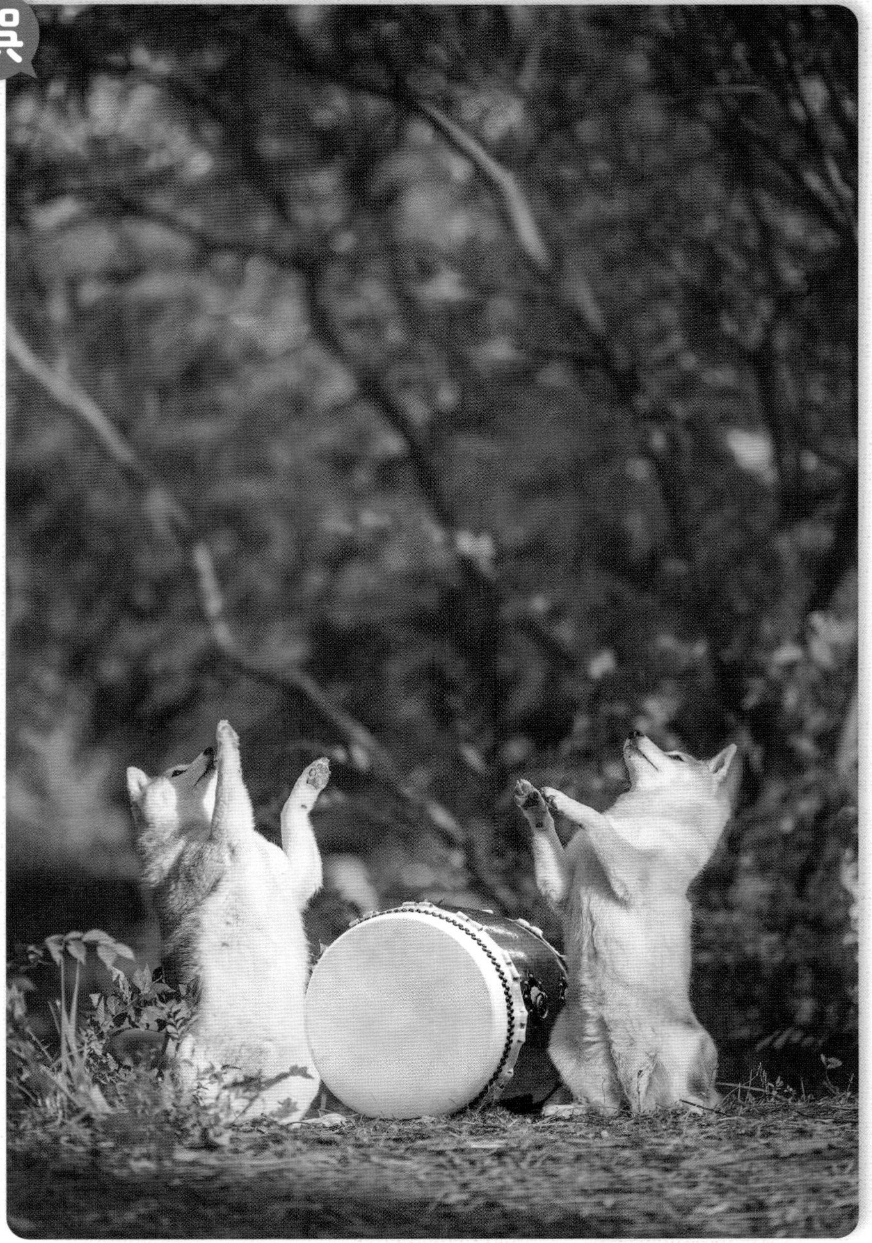

➡解答は65ページ

12 地球環境保護犬

ゴミが
落ちてるーっ！

1分で見つけた数	個
全部見つけるまでの時間	分　秒

正

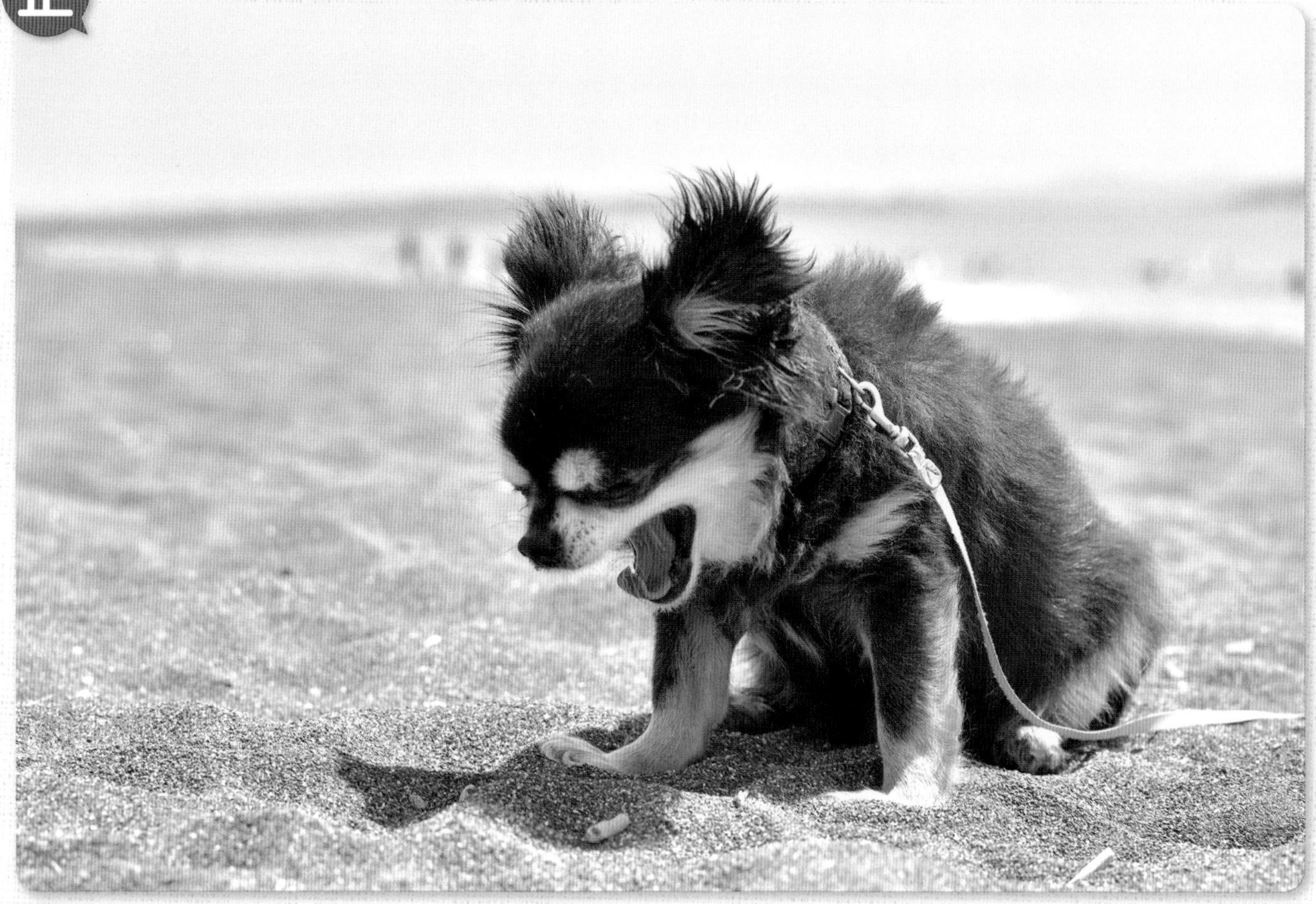

誤

まちがいは５つ。１分で探してわん。

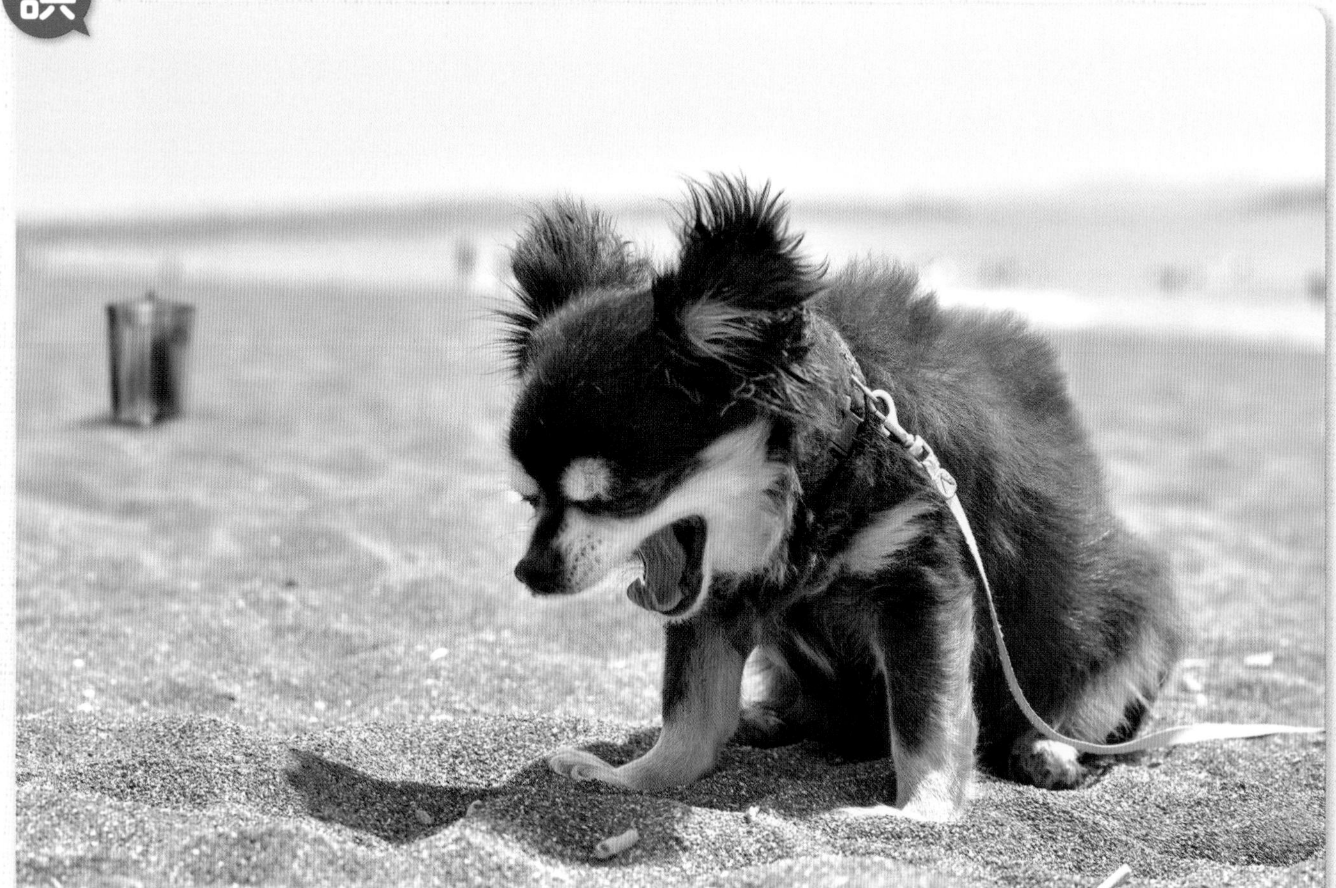

➡解答は65ページ

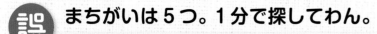

13 仕事帰り犬

とりあえず生ね

1分で見つけた数	個
全部見つけるまでの時間	分　秒

正

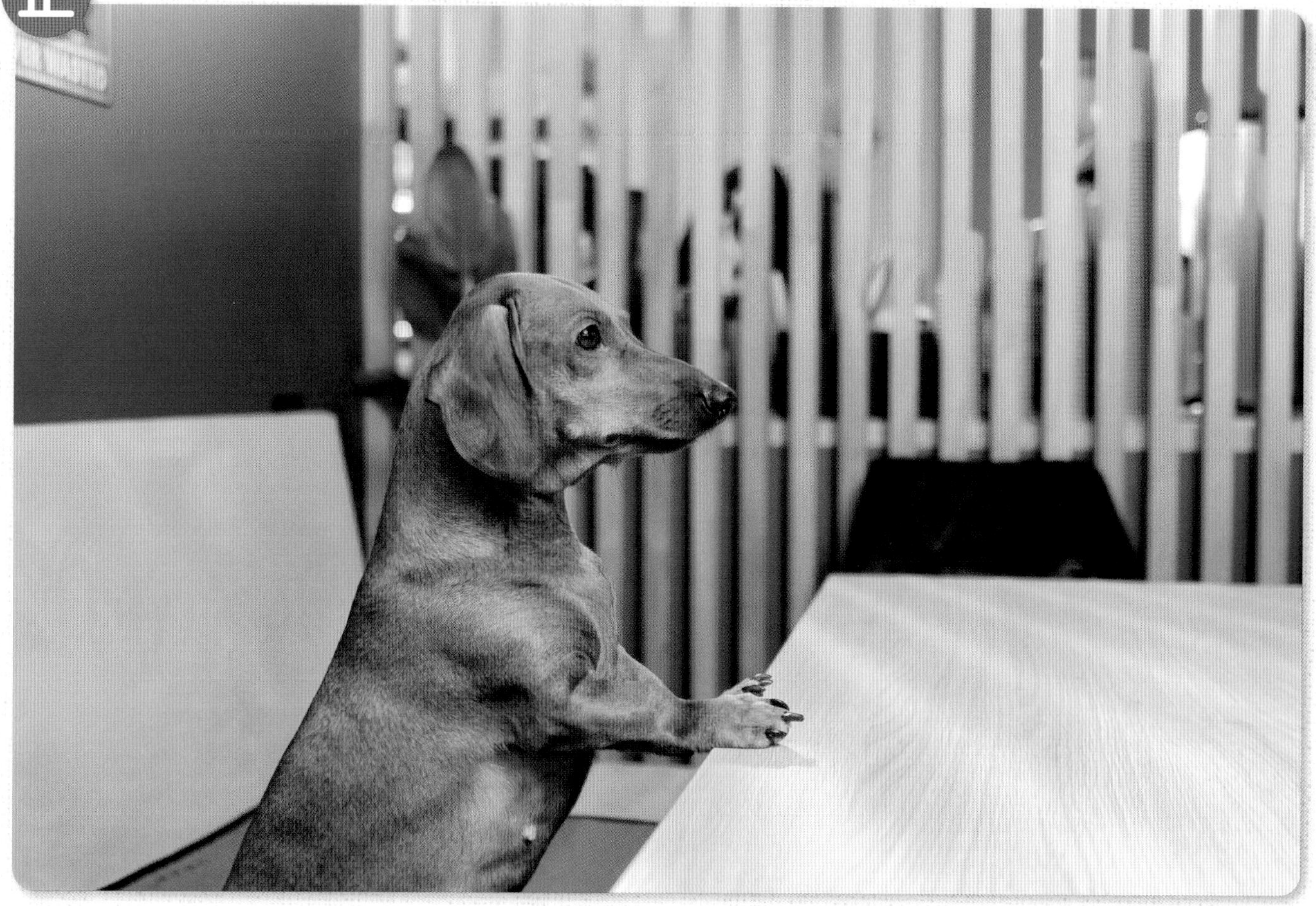

誤

まちがいは5つ。1分で探してわん。

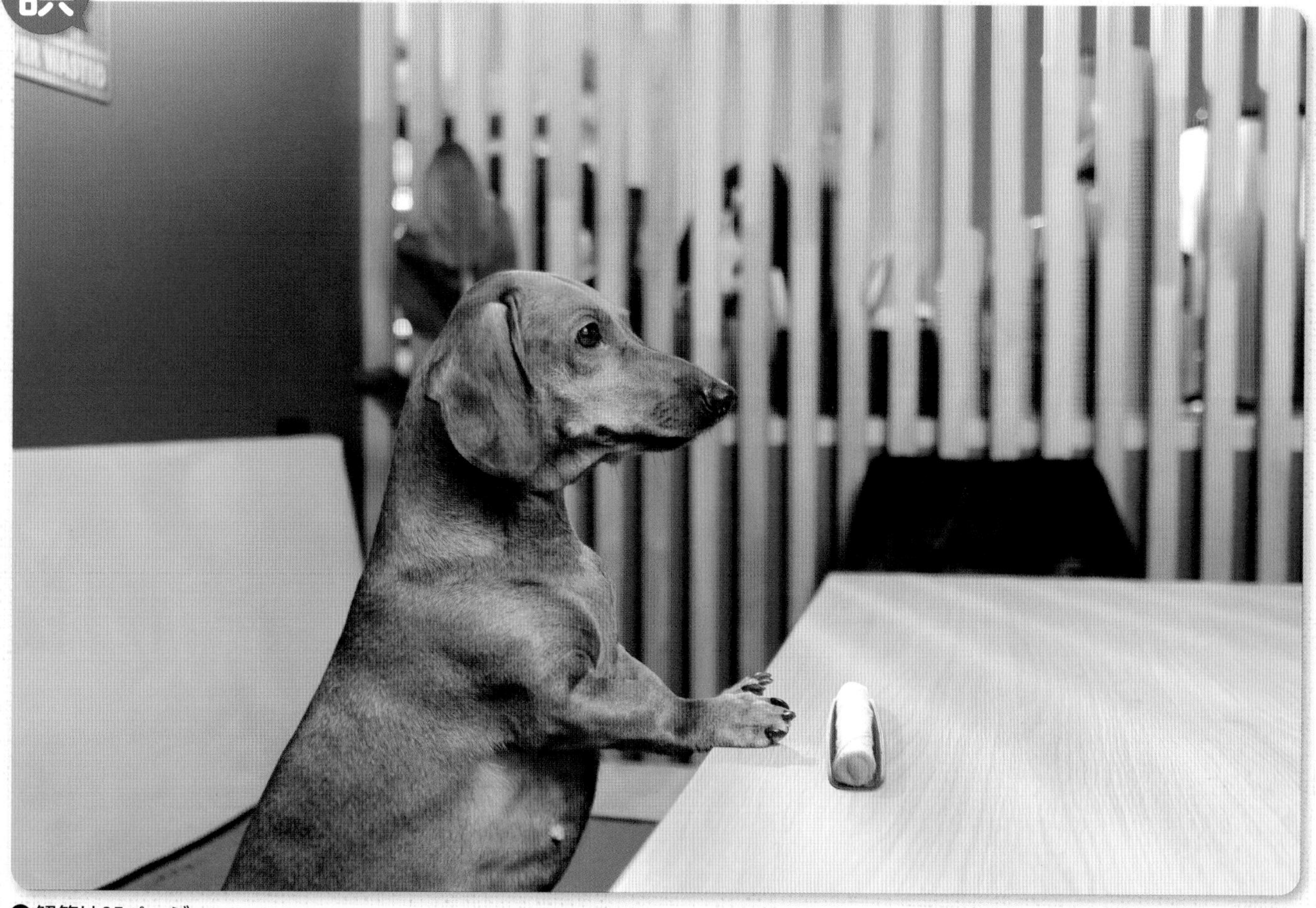

➡解答は65ページ

14 ちょい待ち犬

おっと、寝る前に
なでてもらわんとね

1分で見つけた数	個
全部見つけるまでの時間	分　秒

正

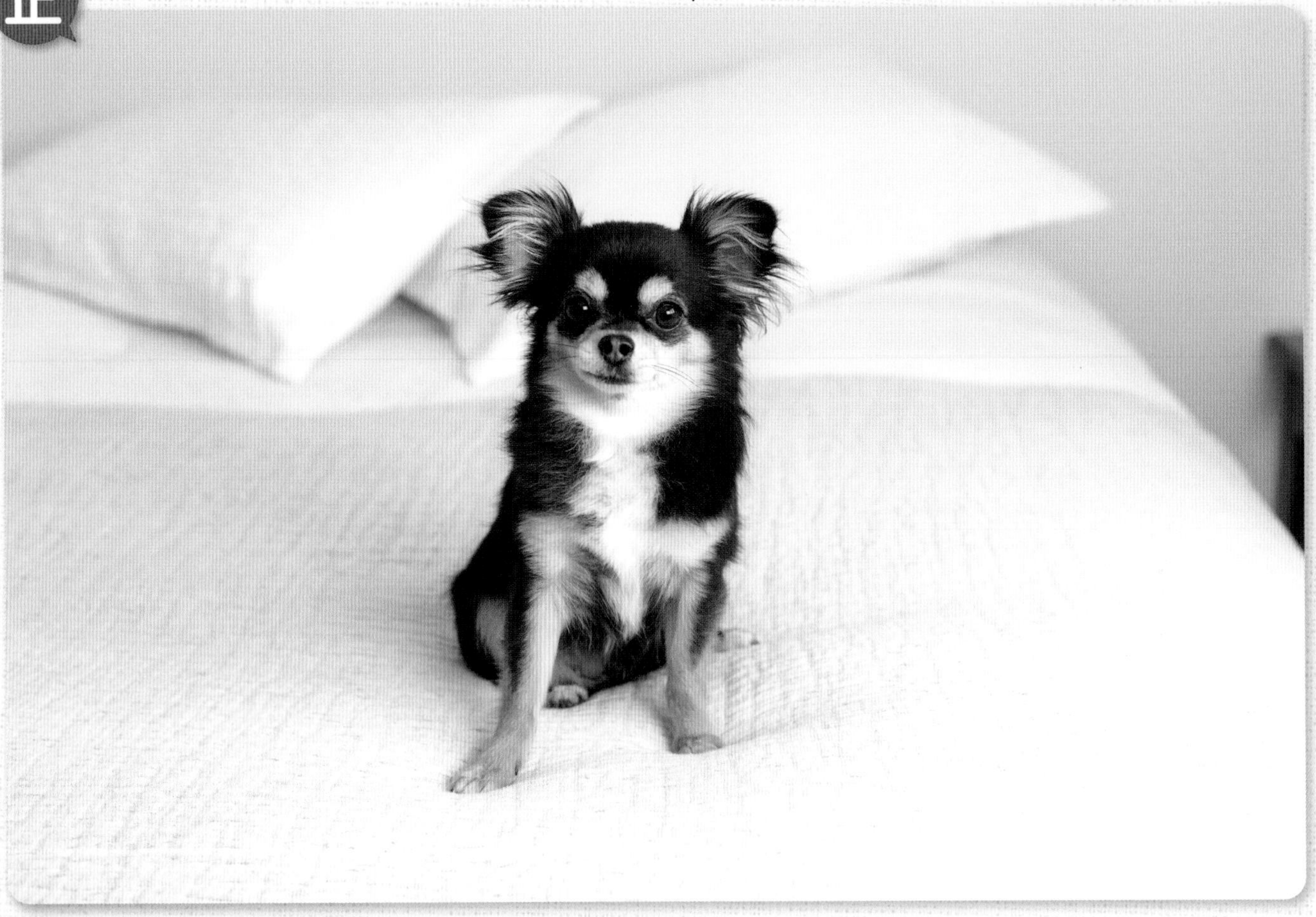

誤　まちがいは５つ。１分で探してわん。

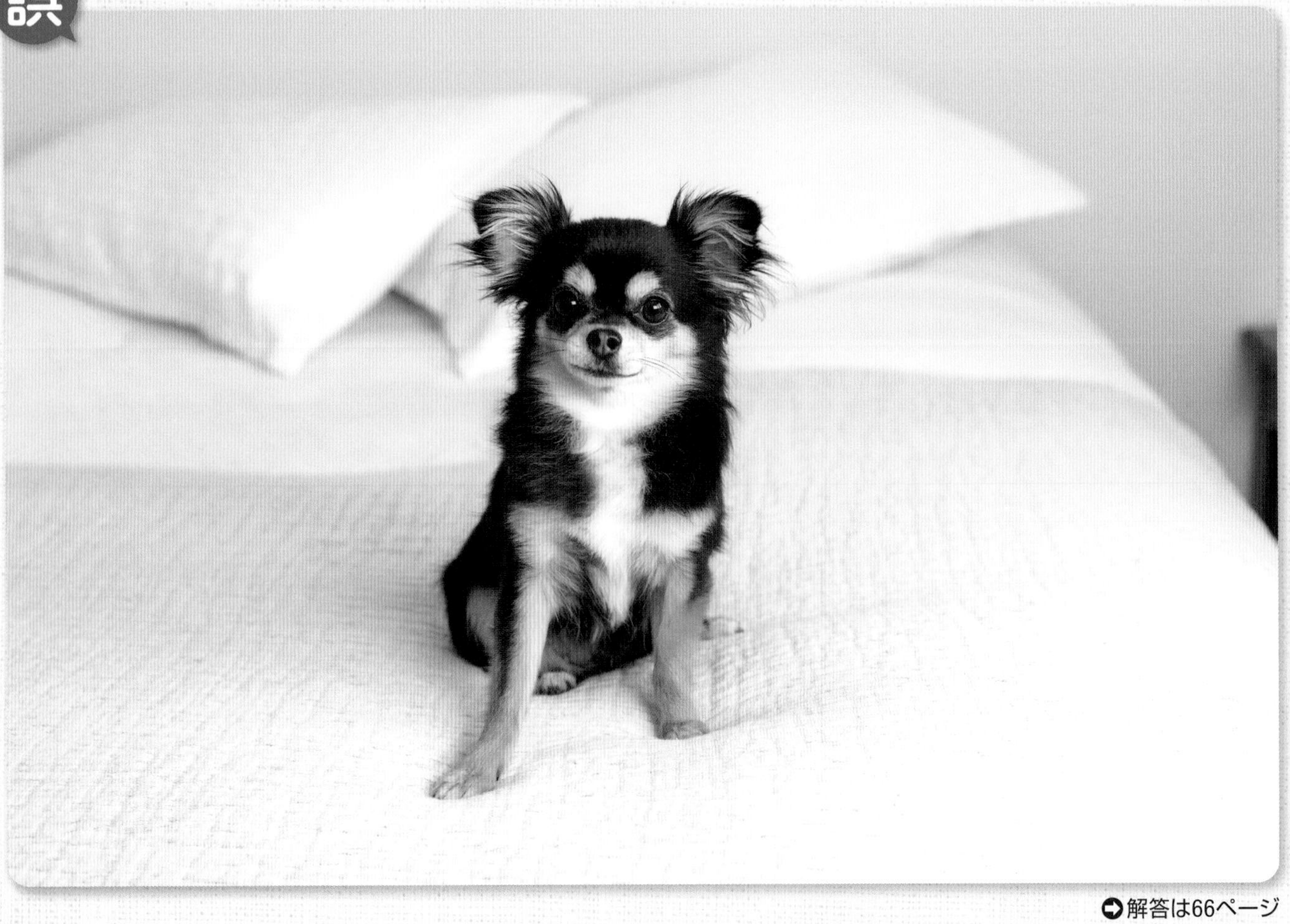

➡解答は66ページ

15 似てる犬

ねえねえ、
ゴマちゃんって
いぬなの？

1分で見つけた数	個
全部見つけるまでの時間	分　秒

正

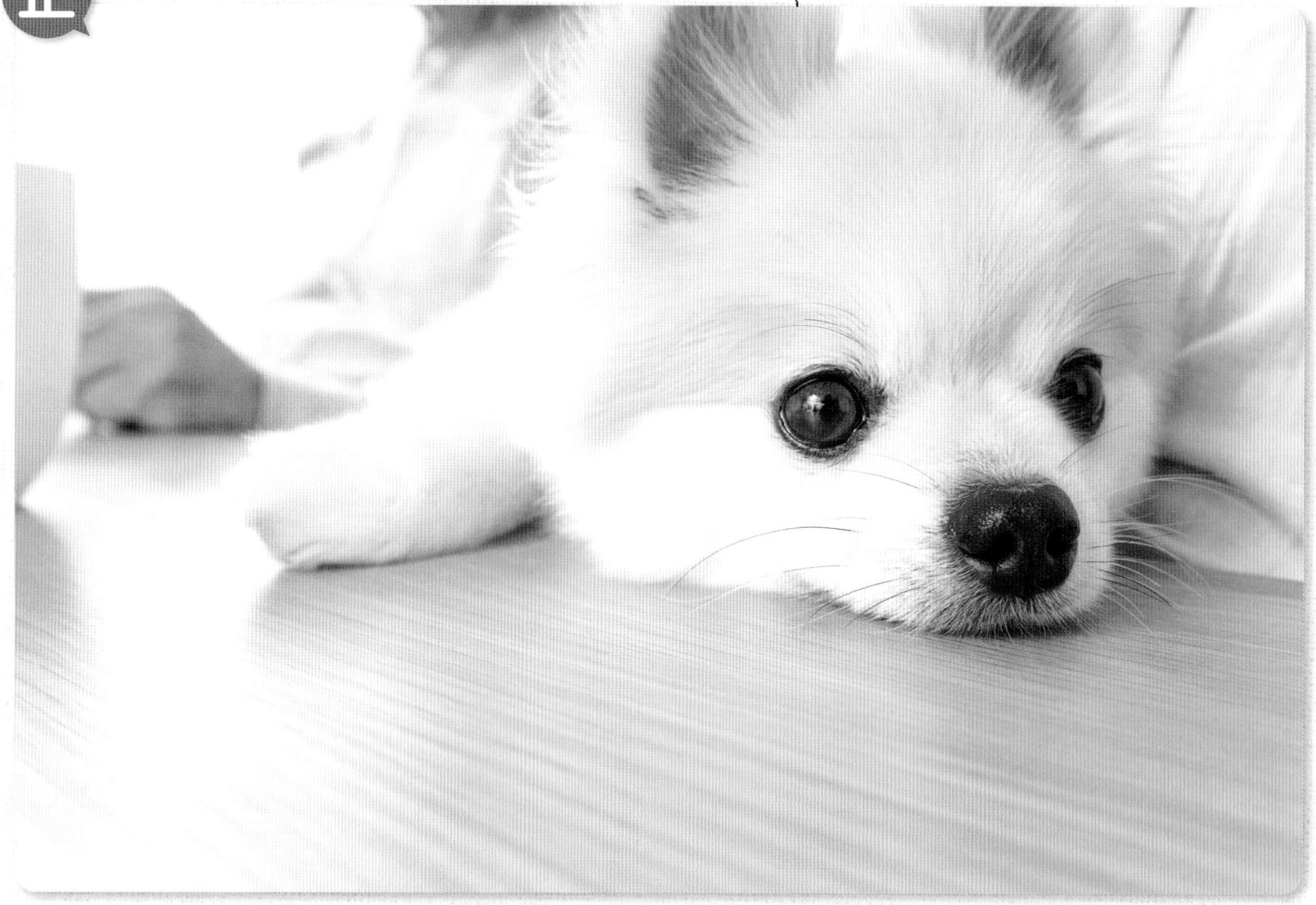

誤　まちがいは５つ。１分で探してわん。

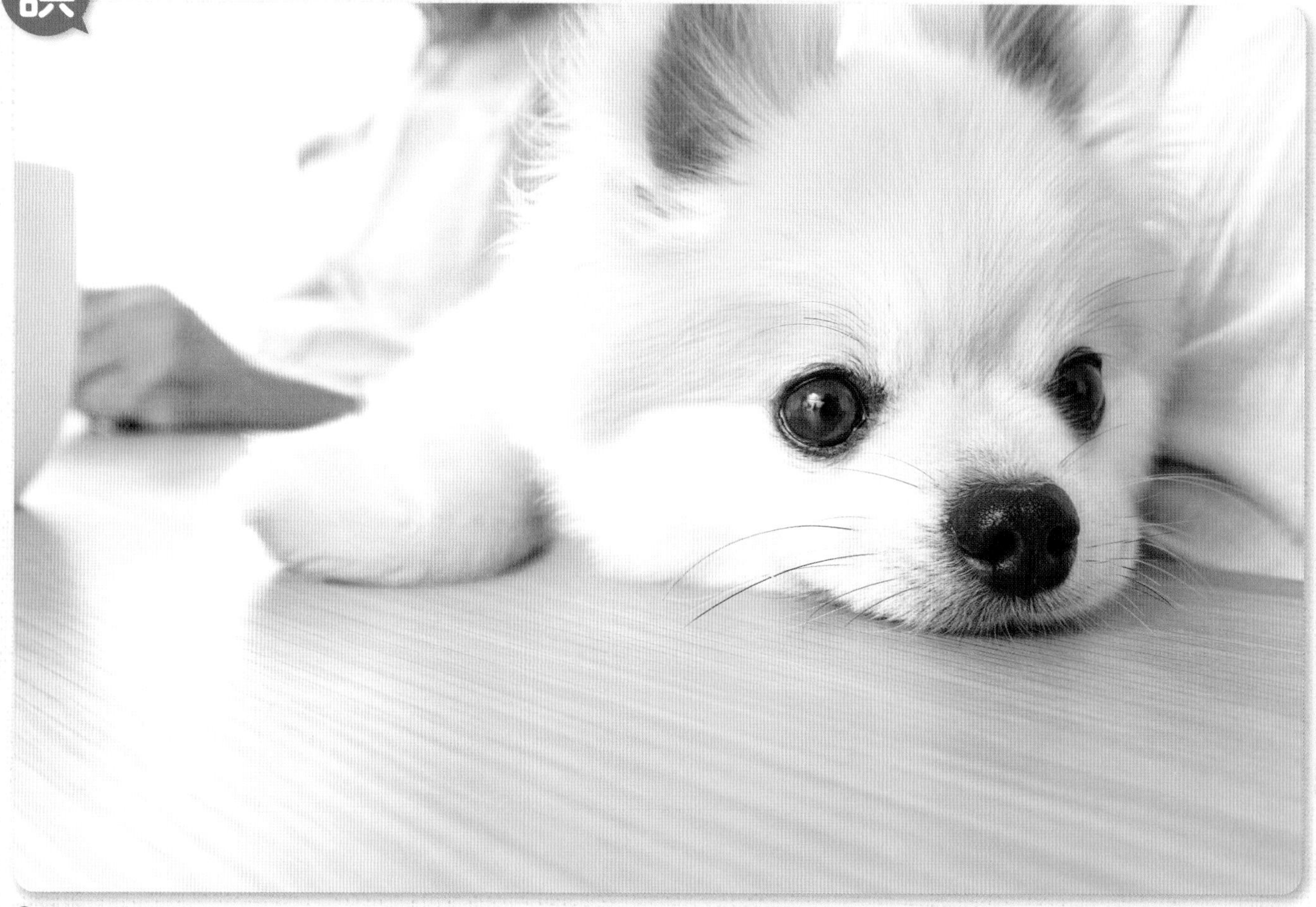

➡解答は66ページ

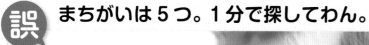

16 失望犬

明日、月曜かー（泣）

1分で見つけた数	個
全部見つけるまでの時間	分　秒

正

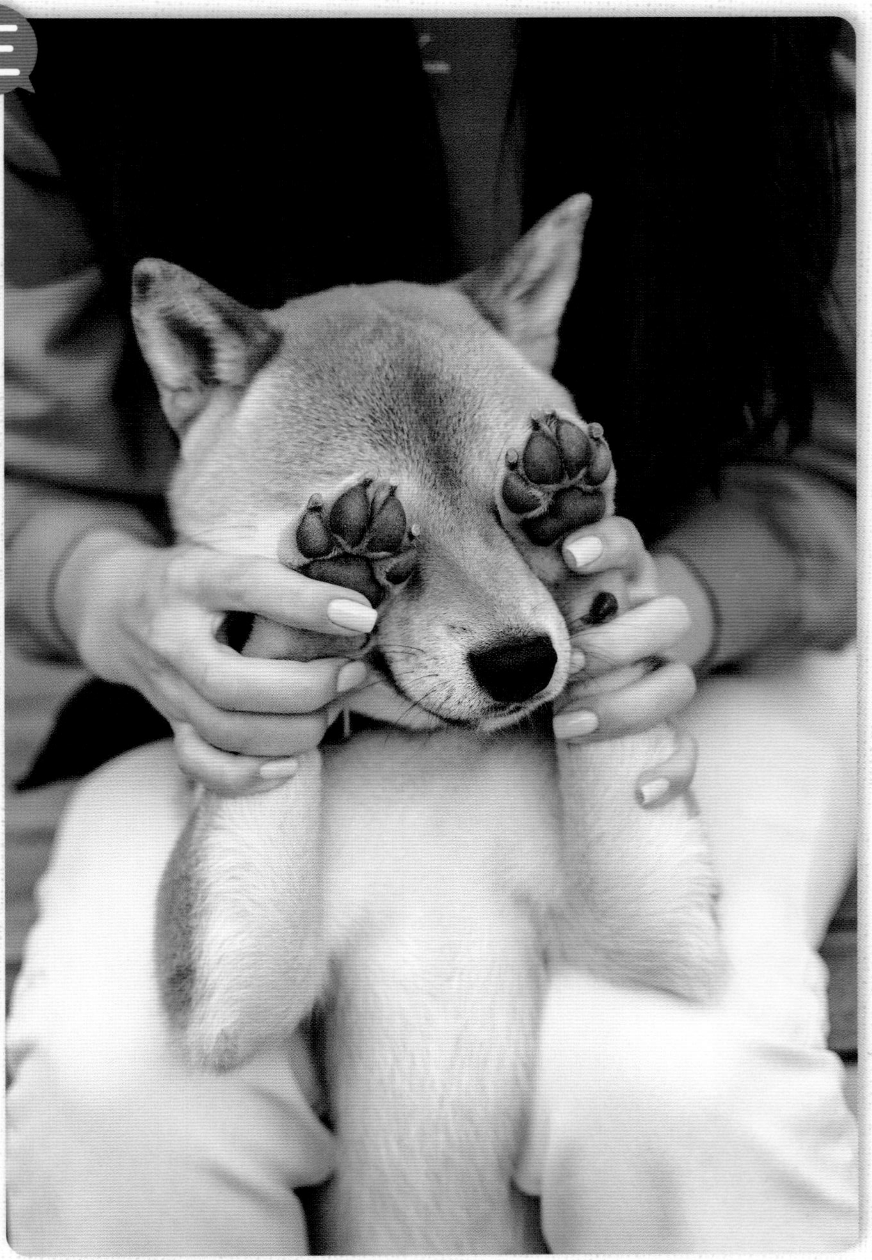

誤

まちがいは5つ。1分で探してわん。

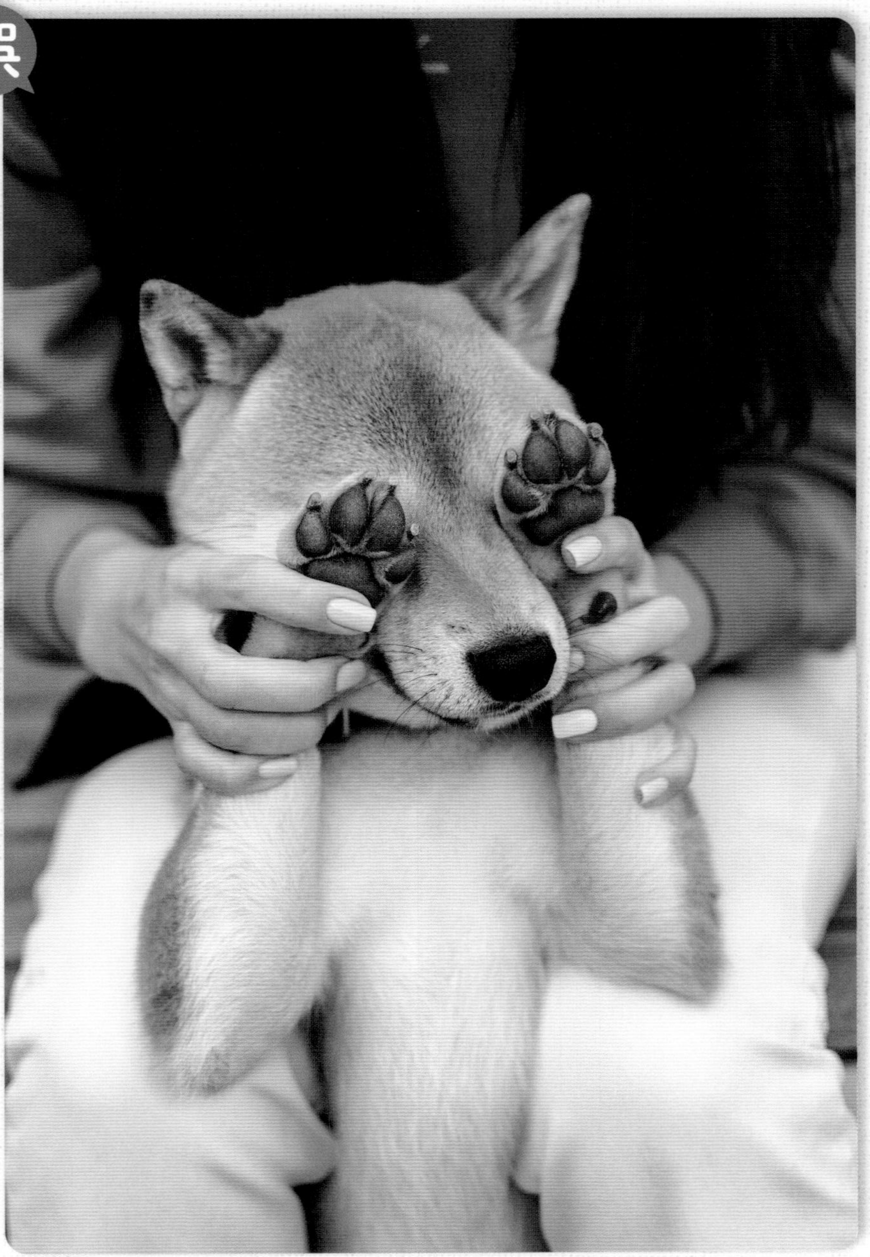

➡解答は66ページ

17 尻ぬぐい犬

ねこさん、このお魚は
裸足の女の人に返してくるよ

1分で見つけた数	個
全部見つけるまでの時間	分　秒

正

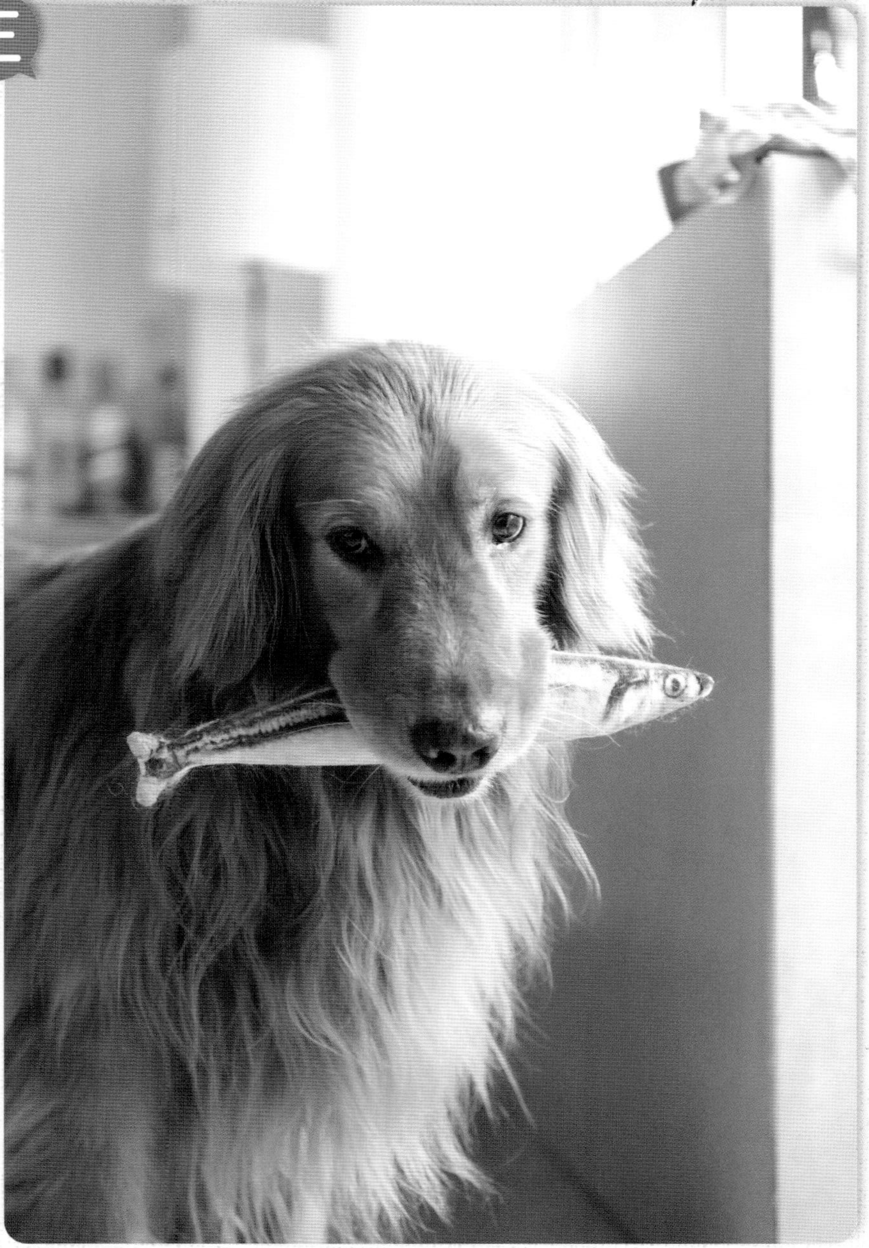

誤

まちがいは5つ。1分で探してわん。

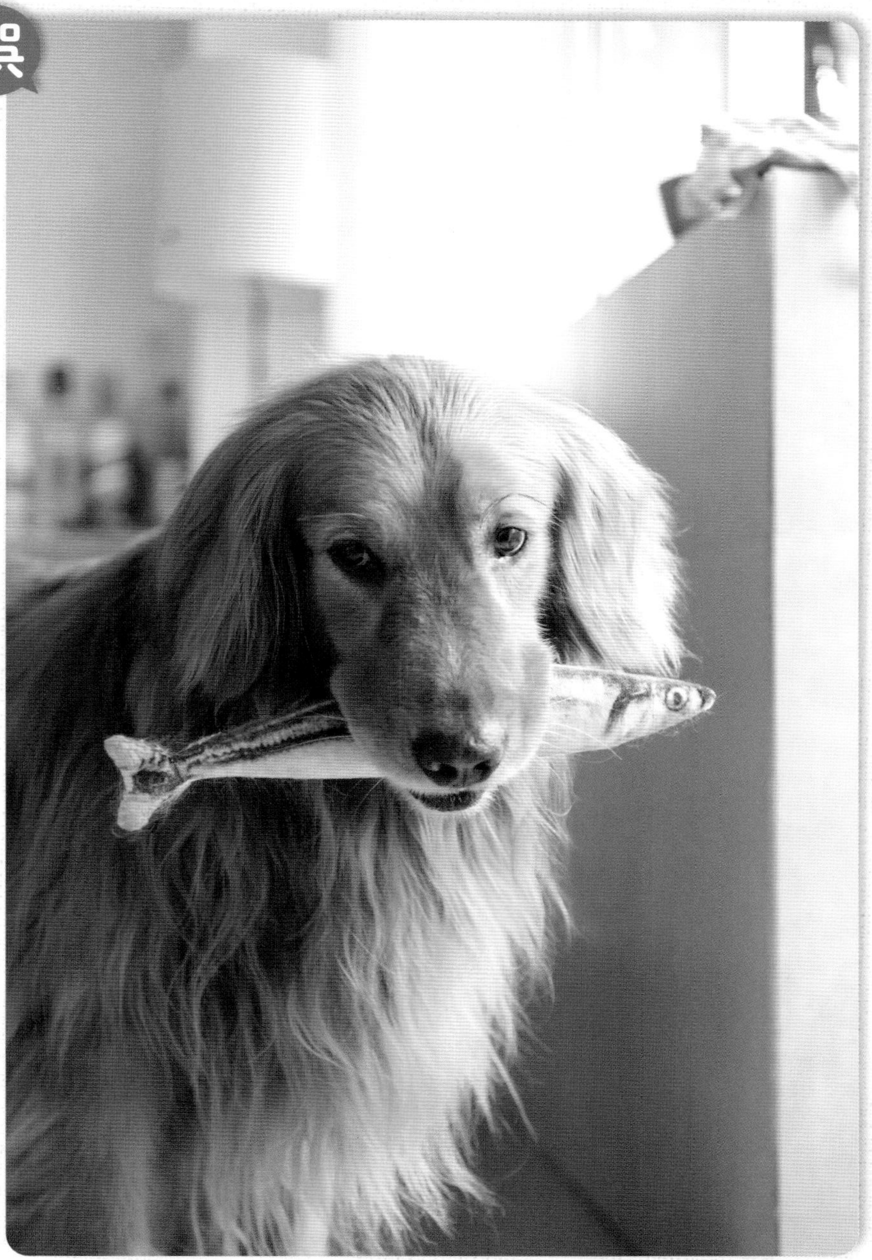

➡解答は66ページ

18 受験勉強犬

それ、いっつも
無理じゃん

起きてから
やる…ZZZ

1分で見つけた数	個
全部見つけるまでの時間	分　秒

正

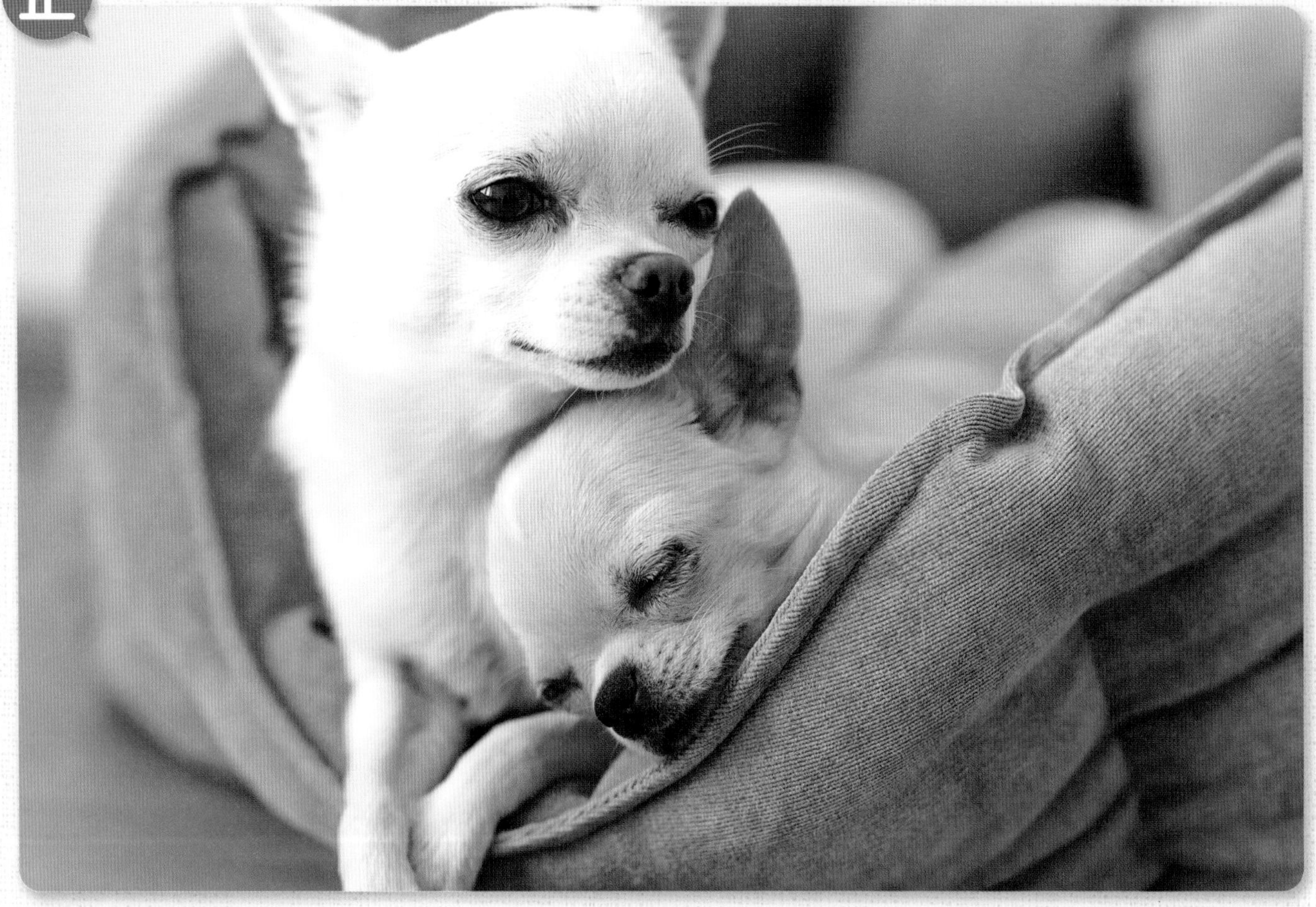

誤　まちがいは5つ。1分で探してわん。

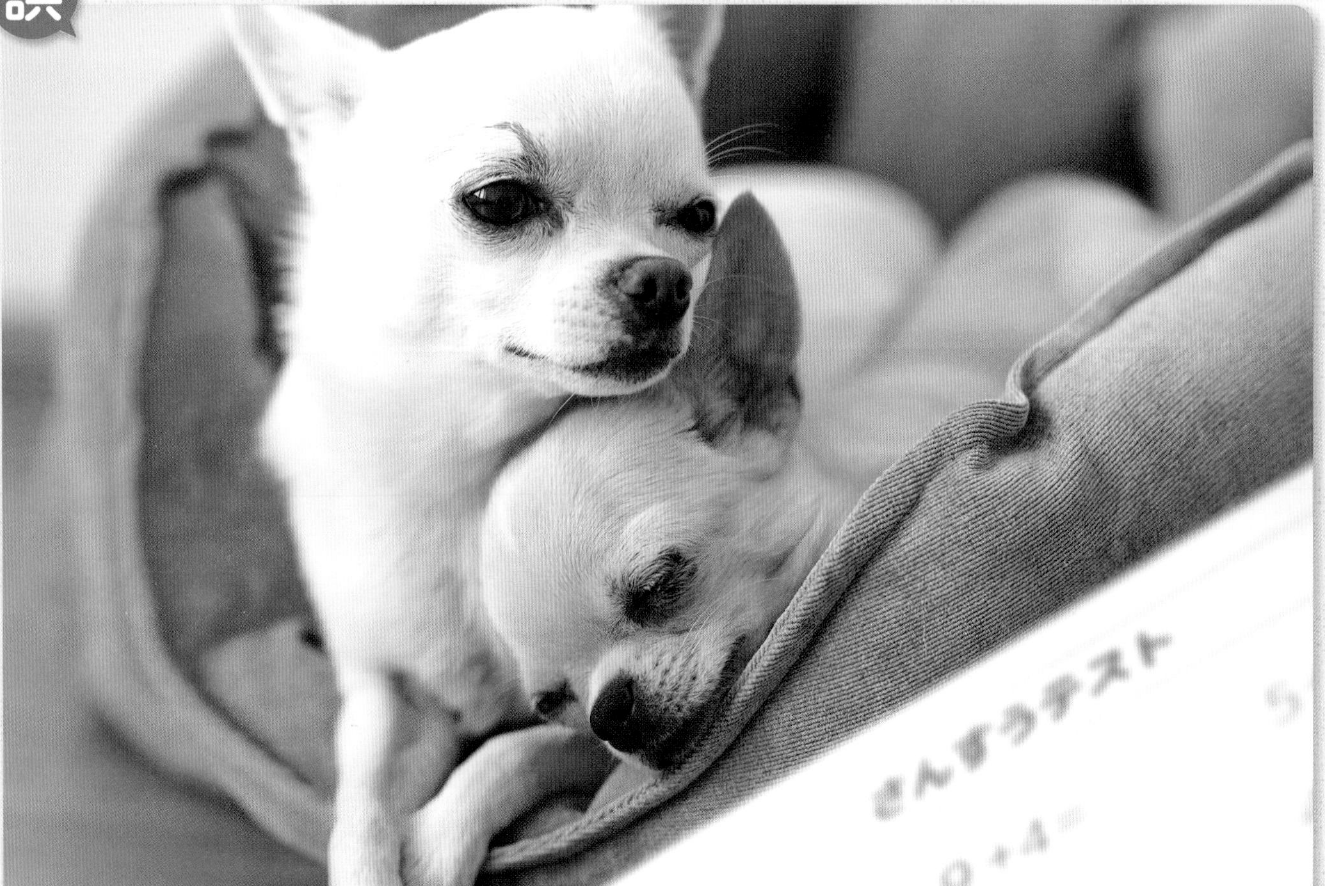

➡解答は66ページ

19 先輩犬

礼儀ってもんを
教えてやらにゃあ

あのコ
新人のくせに……

1分で見つけた数	個
全部見つけるまでの時間	分　秒

正

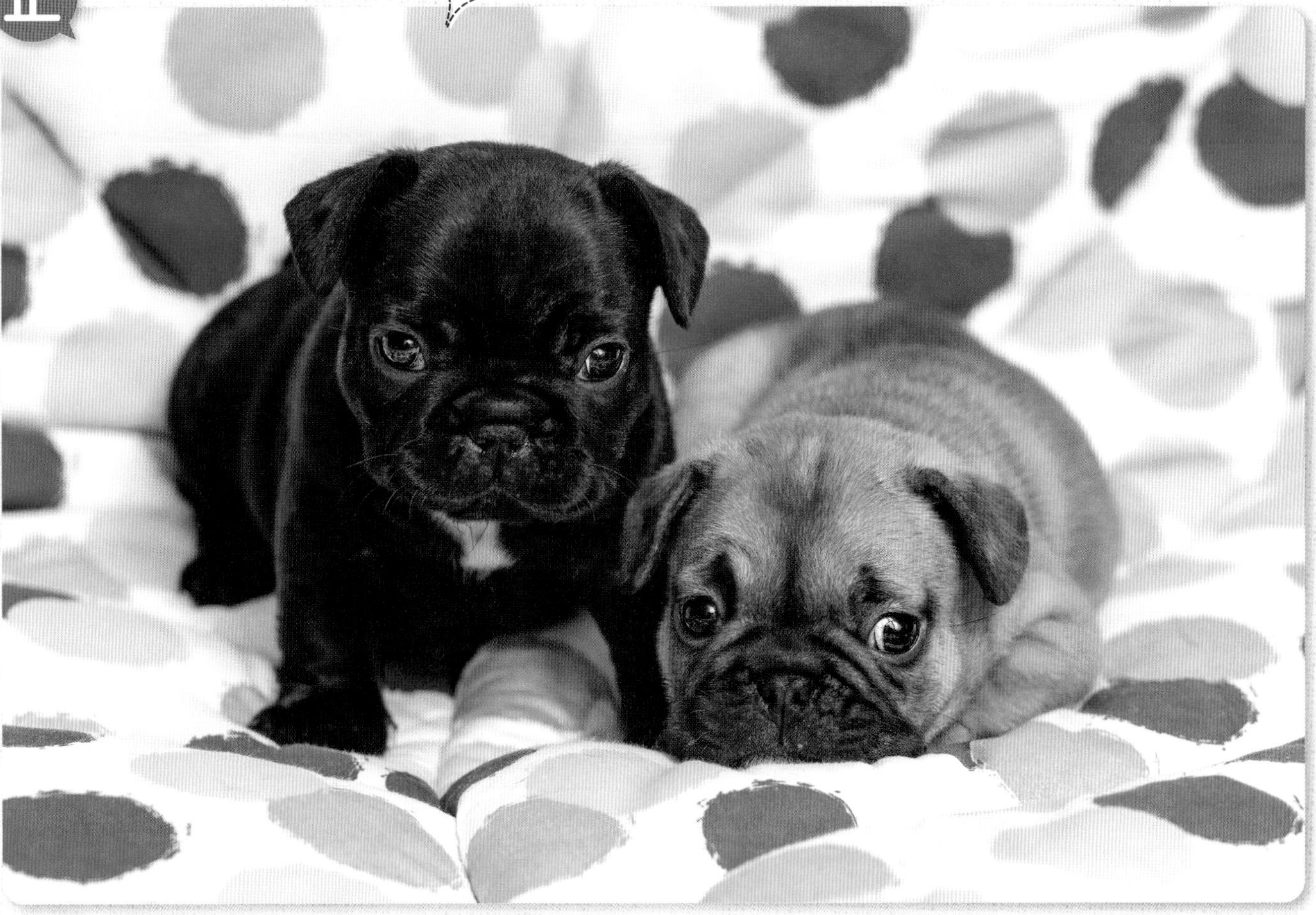

誤

まちがいは５つ。１分で探してわん。

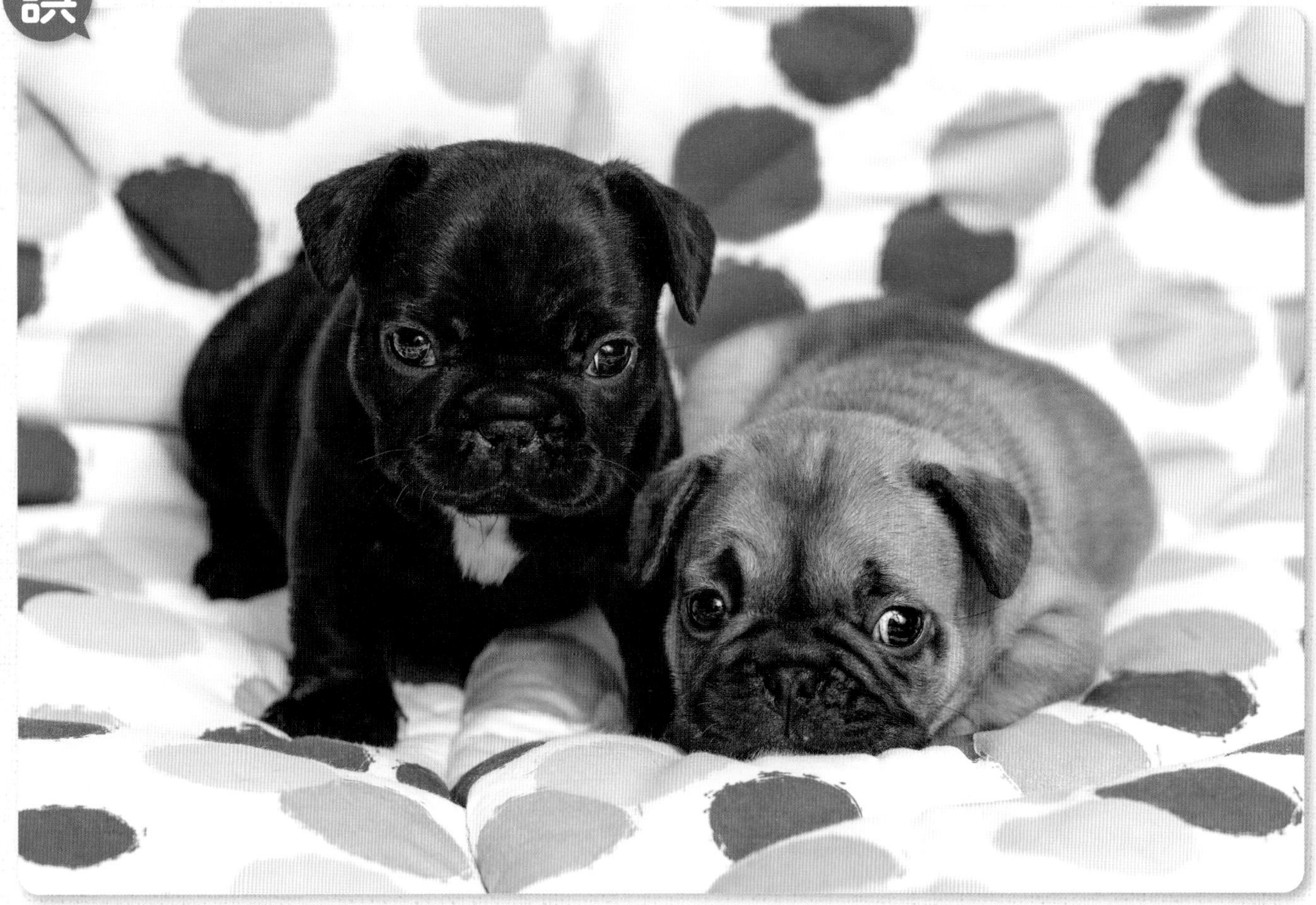

➡解答は66ページ

20 忠犬

ご主人、カサと長靴
忘れてますって

1分で見つけた数		個
全部見つけるまでの時間	分	秒

正

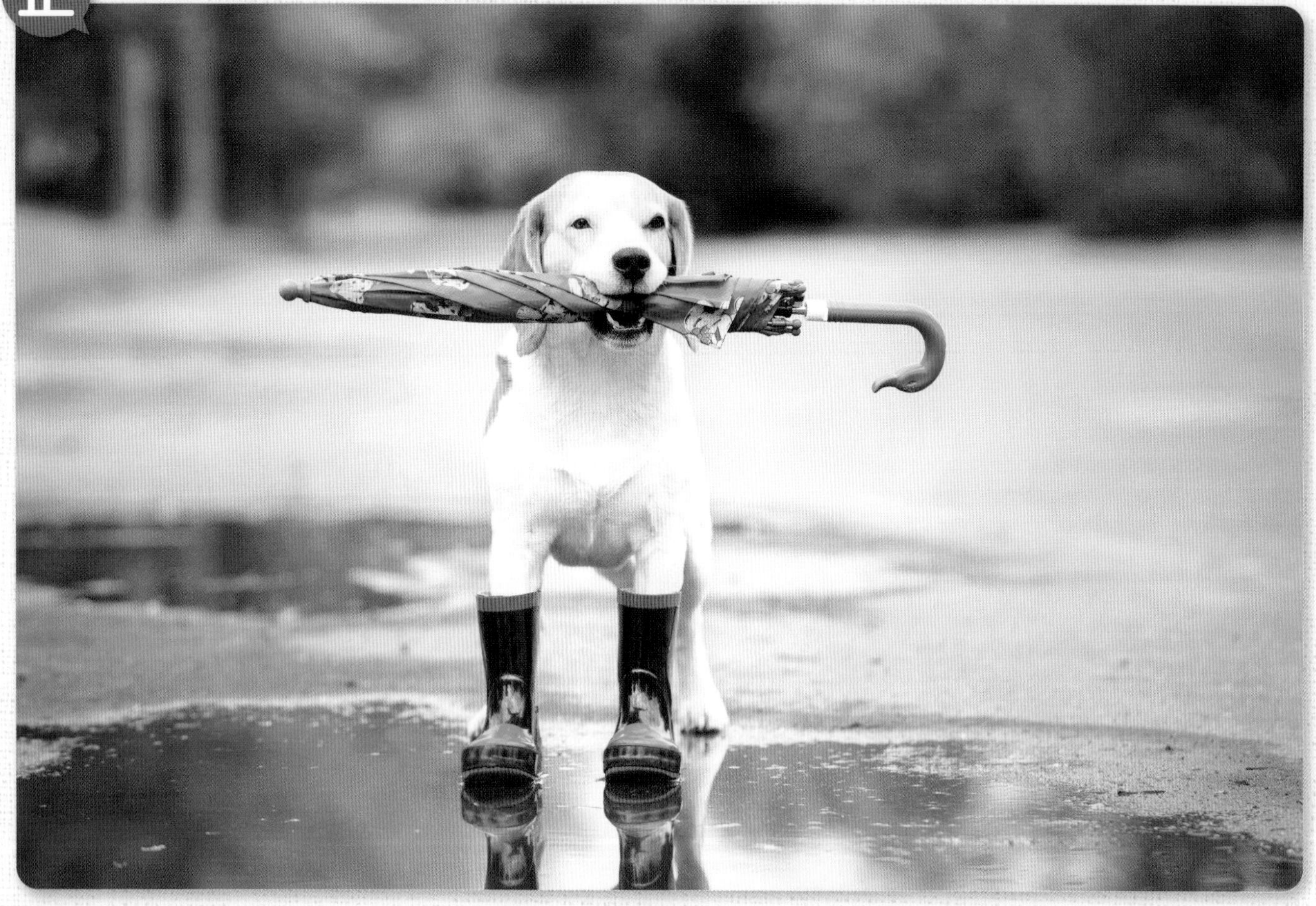

誤 まちがいは5つ。1分で探してわん。

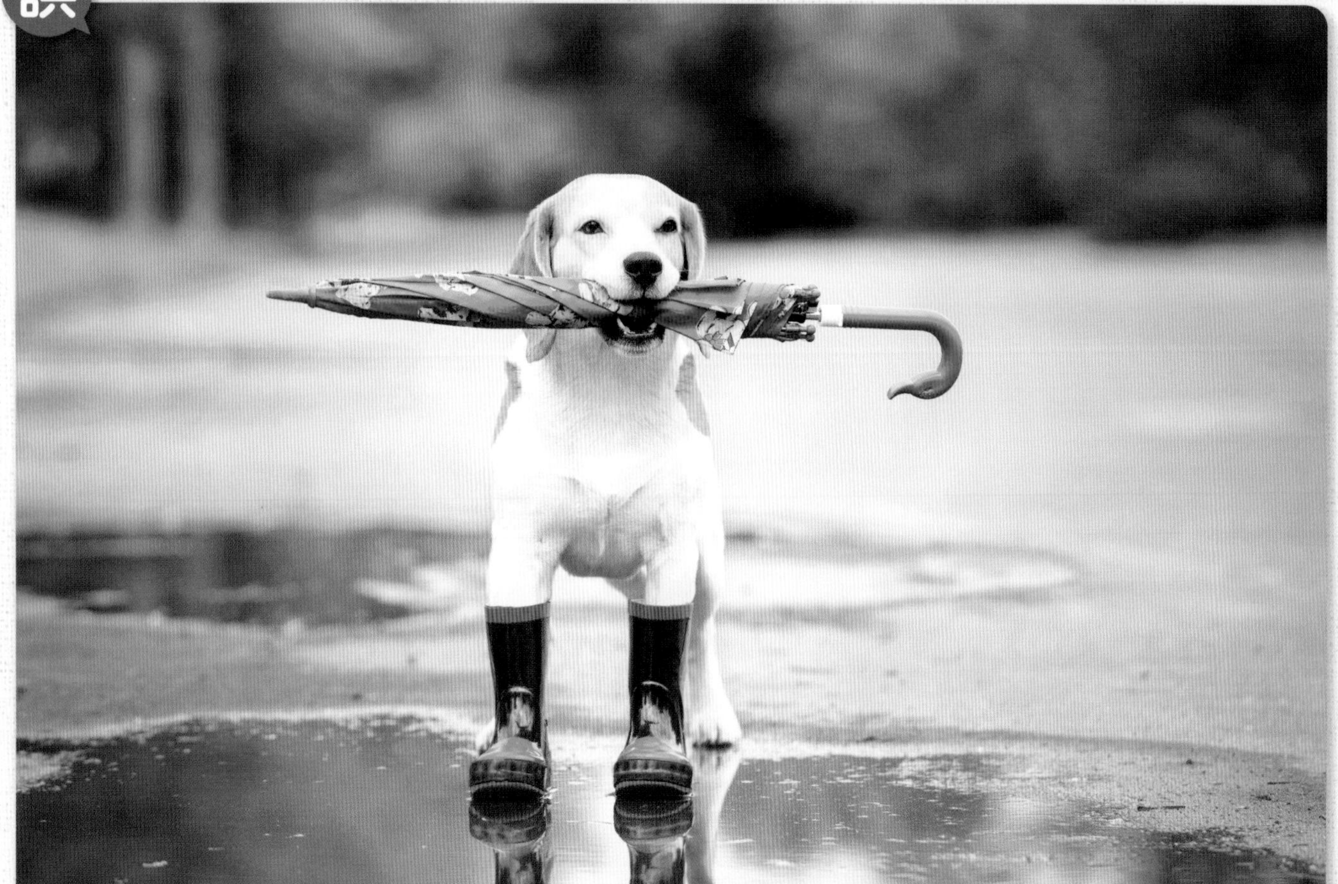

➡解答は66ページ

21 ゴロ寝犬

すいません、
そこのテレビリモコン取って

1分で見つけた数	個	
全部見つけるまでの時間	分	秒

正

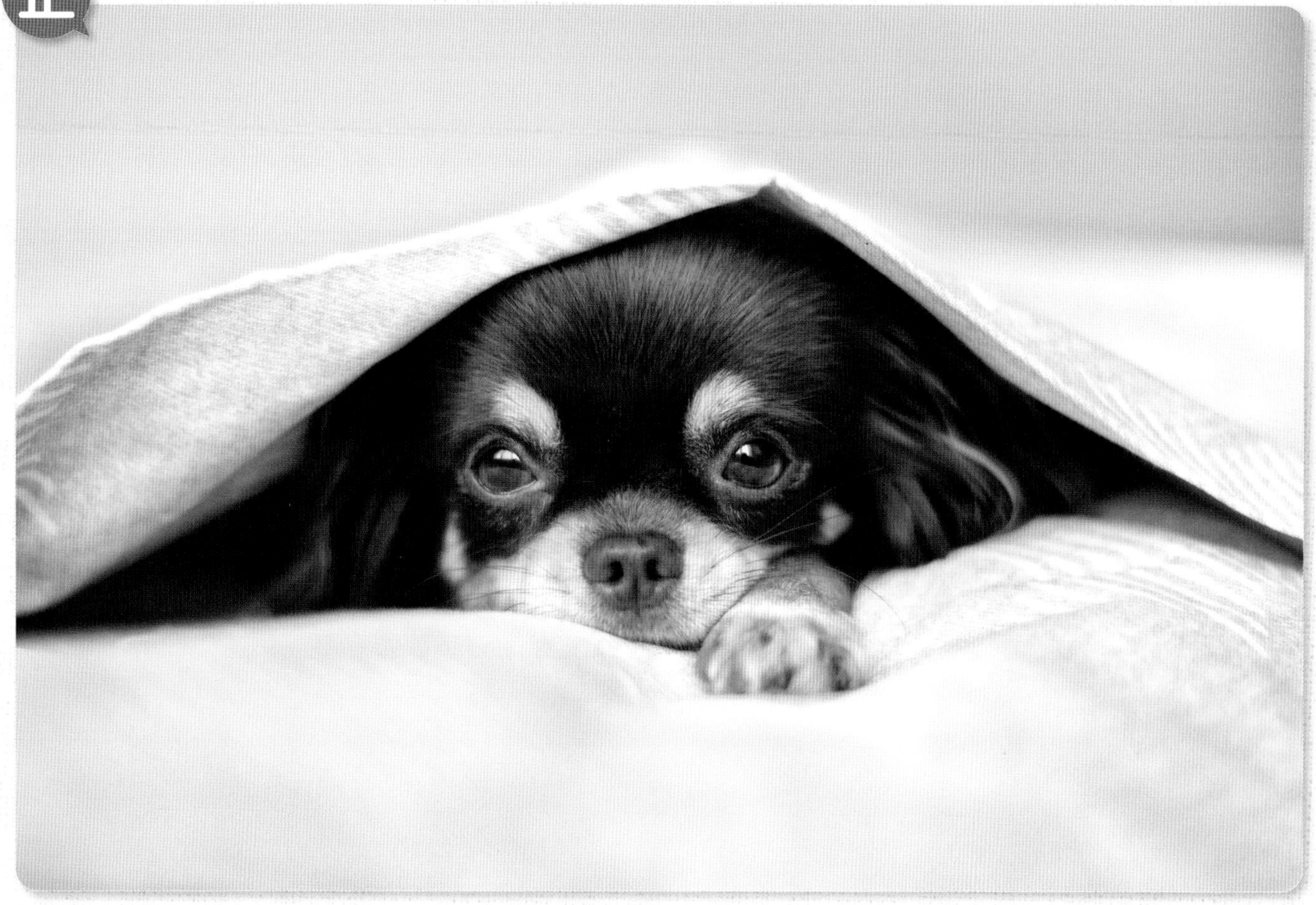

誤

まちがいは5つ。1分で探してわん。

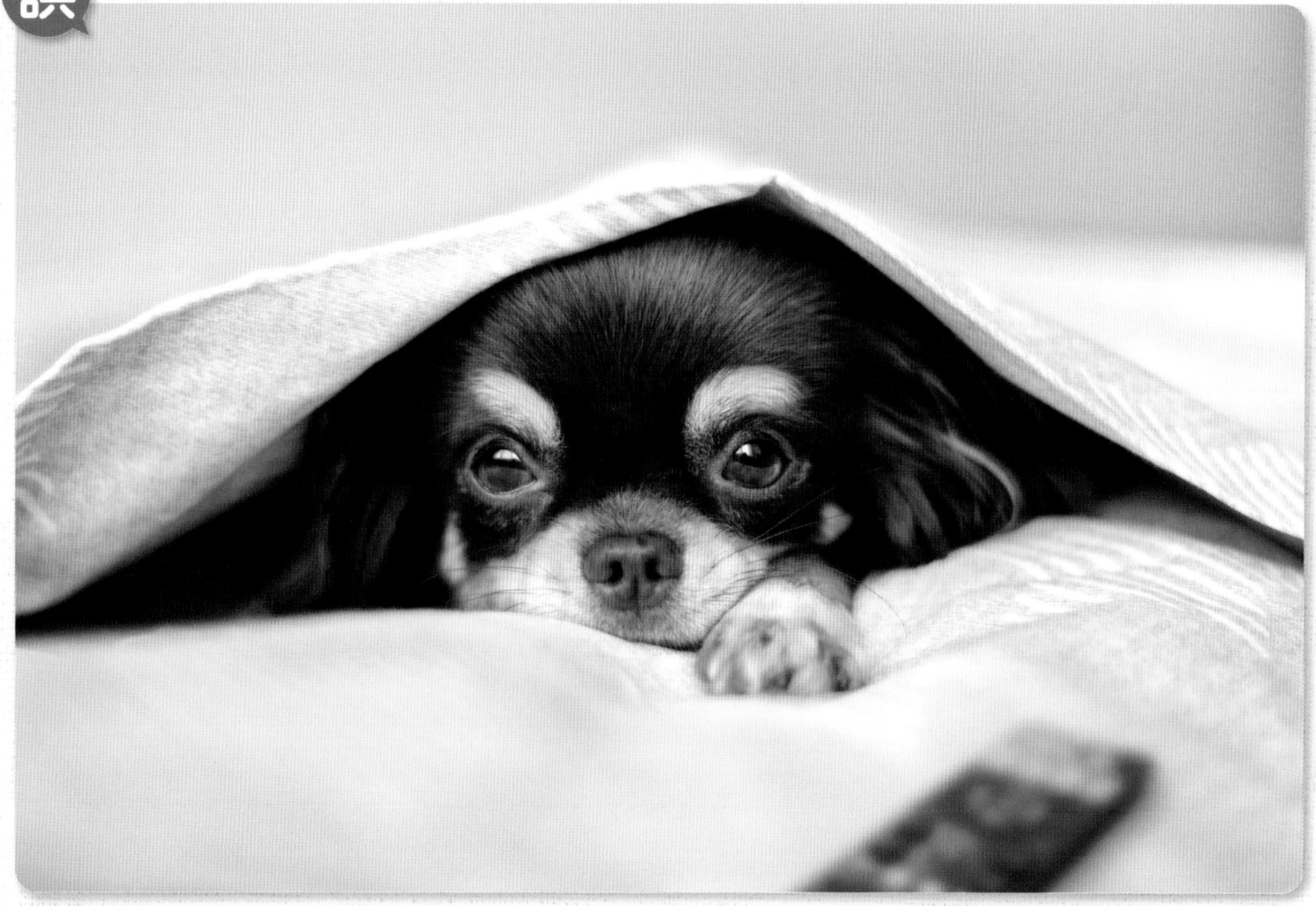

➡解答は66ページ

22 てるてる坊主犬

お願い……。明日、
お兄ちゃんの遠足なの

1分で見つけた数	個
全部見つけるまでの時間	分　秒

正

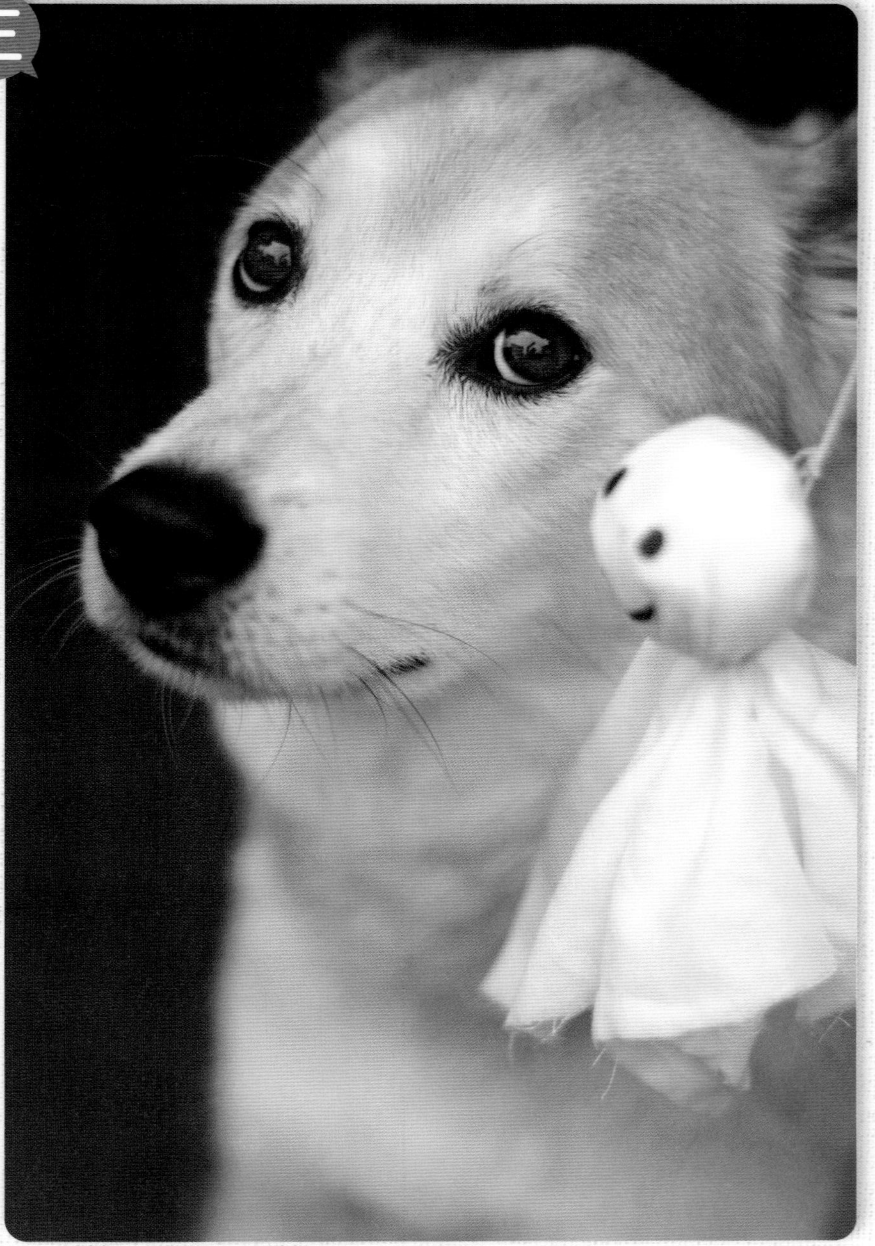

まちがいは5つ。1分で探してわん。

誤

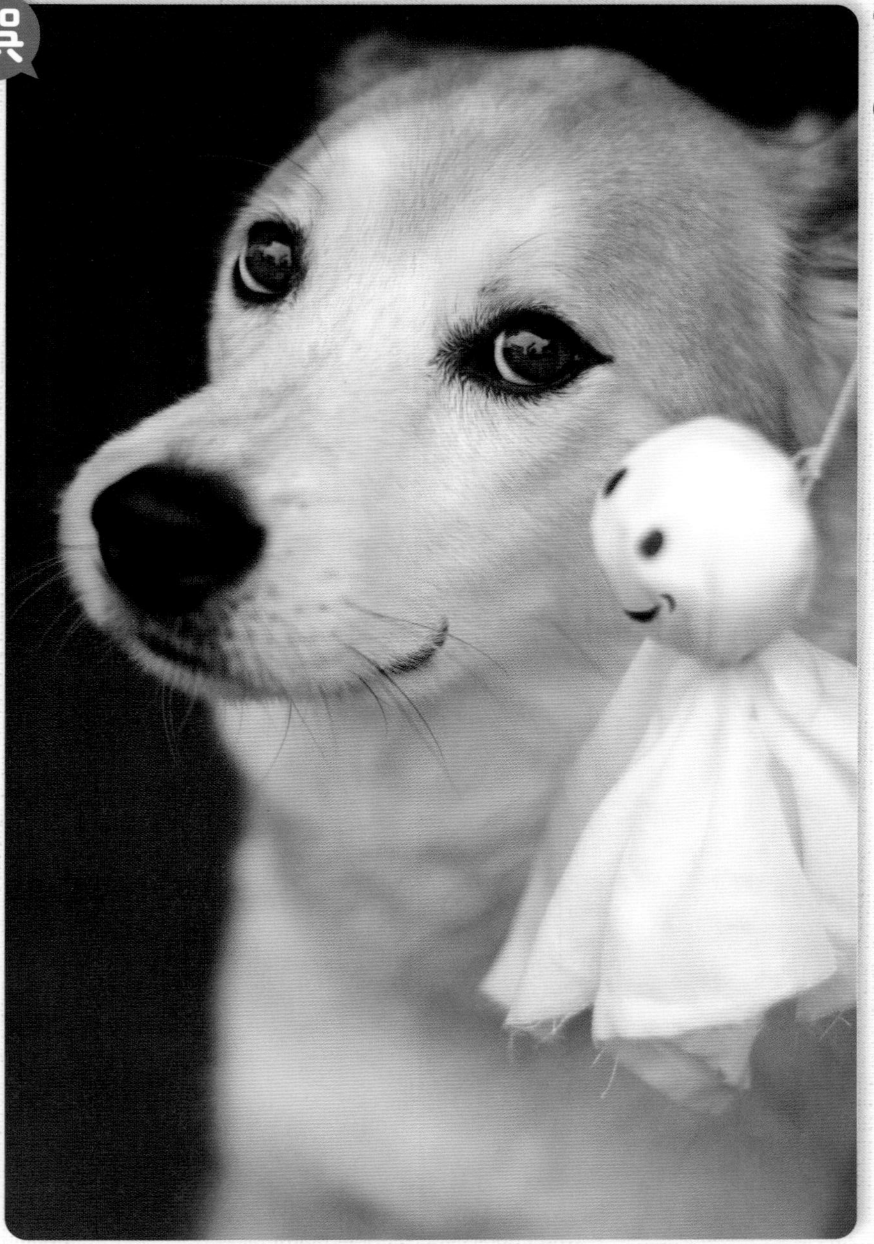

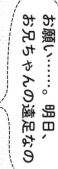

➡解答は67ページ

23 温泉お風呂犬

1分で見つけた数		個
全部見つけるまでの時間	分	秒

お背中
お流しいたしますぜ

正

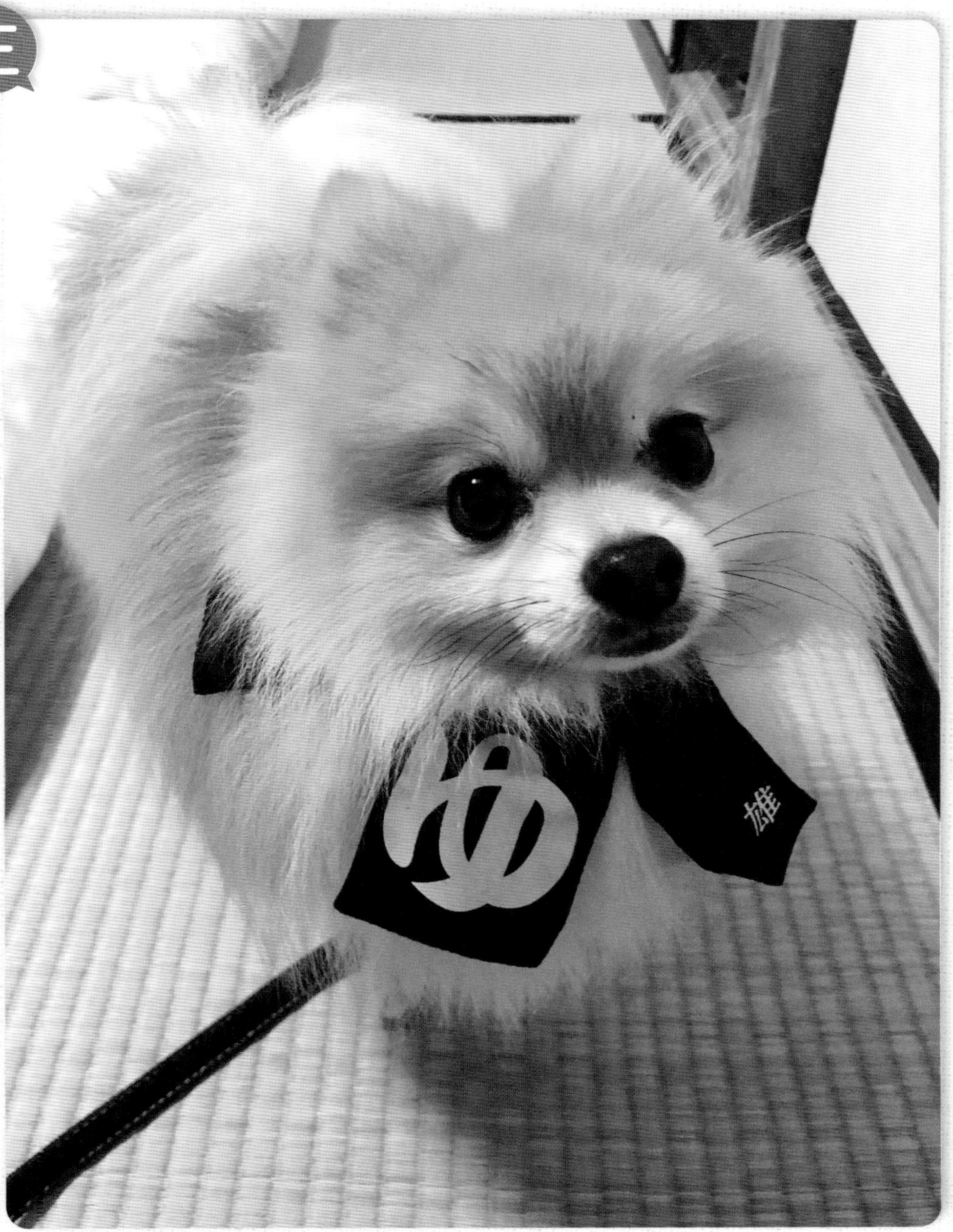

誤

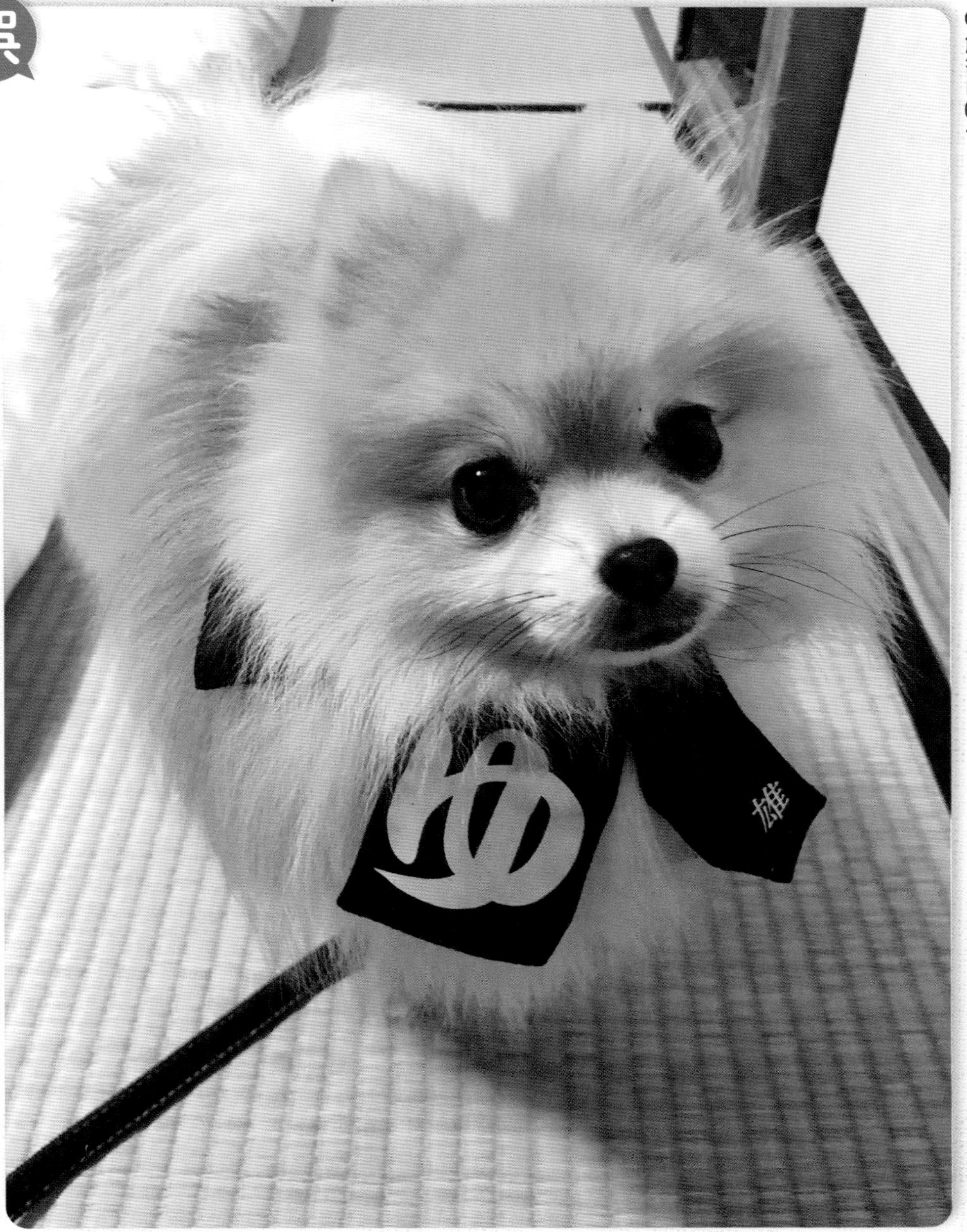

まちがいは5つ。1分で探してわん。

➡解答は67ページ

千葉県／岸さんちのクロエくん

24 ほふく前進犬

もうちょっとで、
敵陣突破だっ

1分で見つけた数	個
全部見つけるまでの時間	分　秒

正

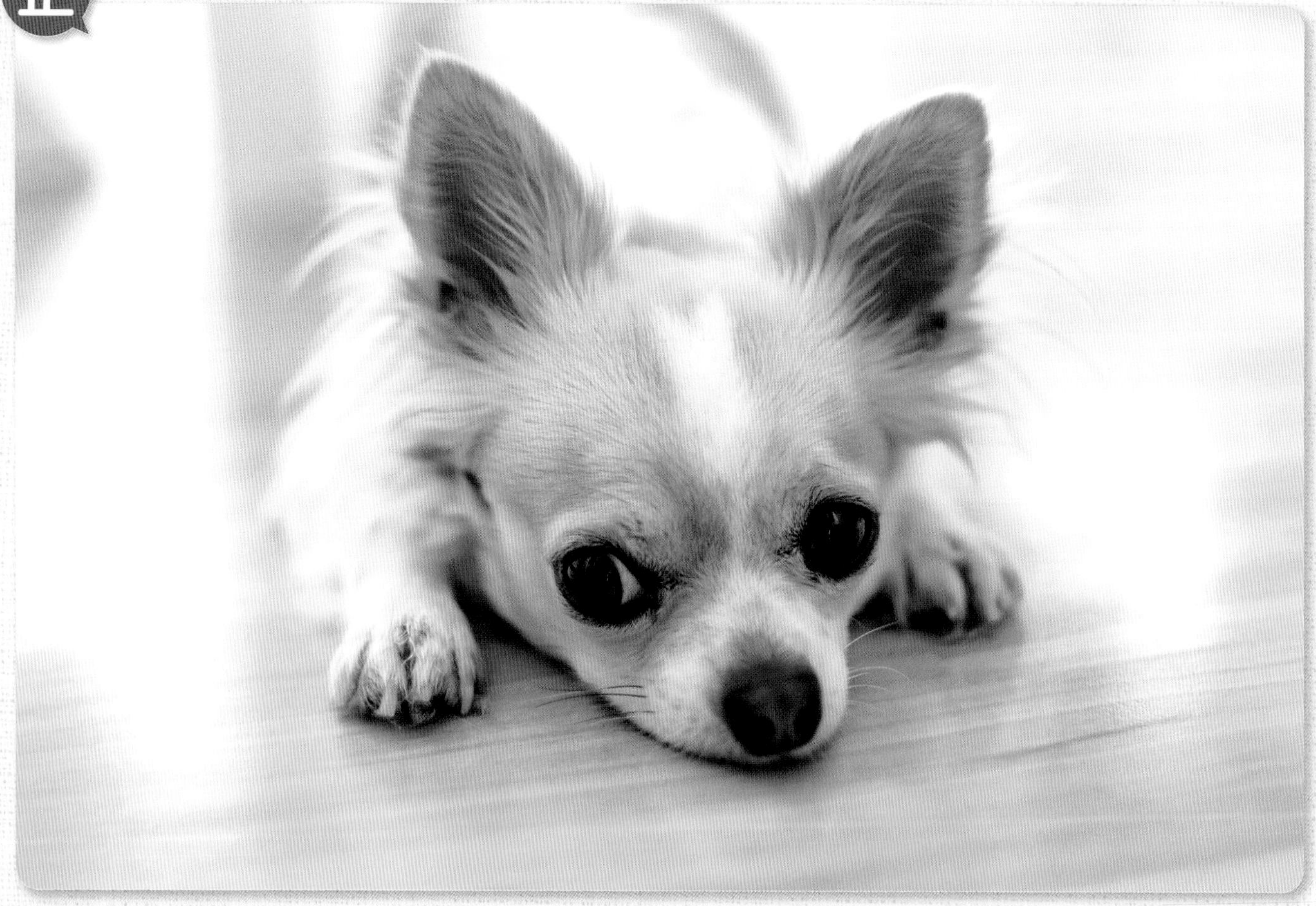

誤　まちがいは5つ。1分で探してわん。

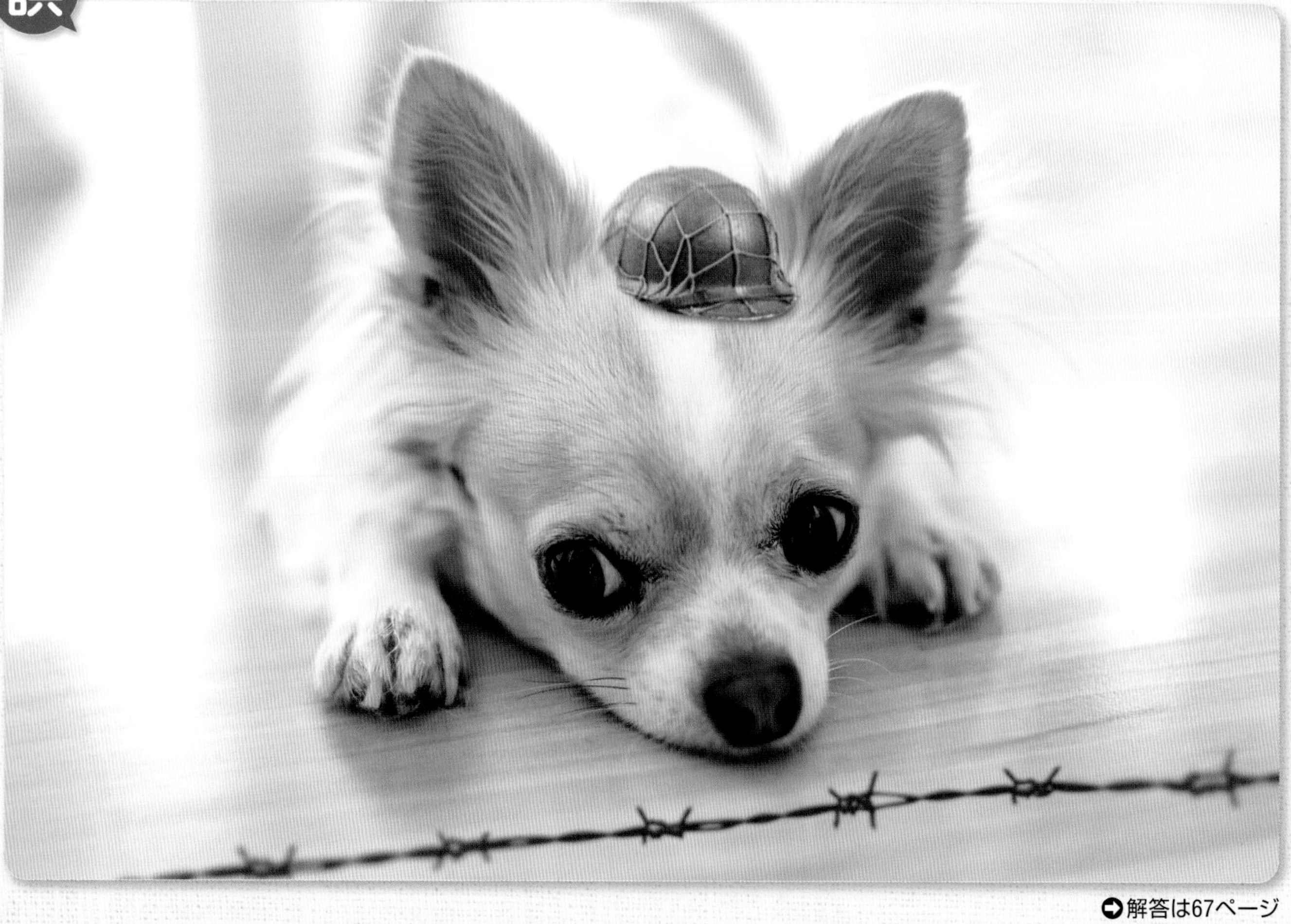

➡解答は67ページ

25 勇者犬

ちょっと、
この魔法陣を通って
魔王を倒してきます

1分で見つけた数	個
全部見つけるまでの時間	分　秒

正

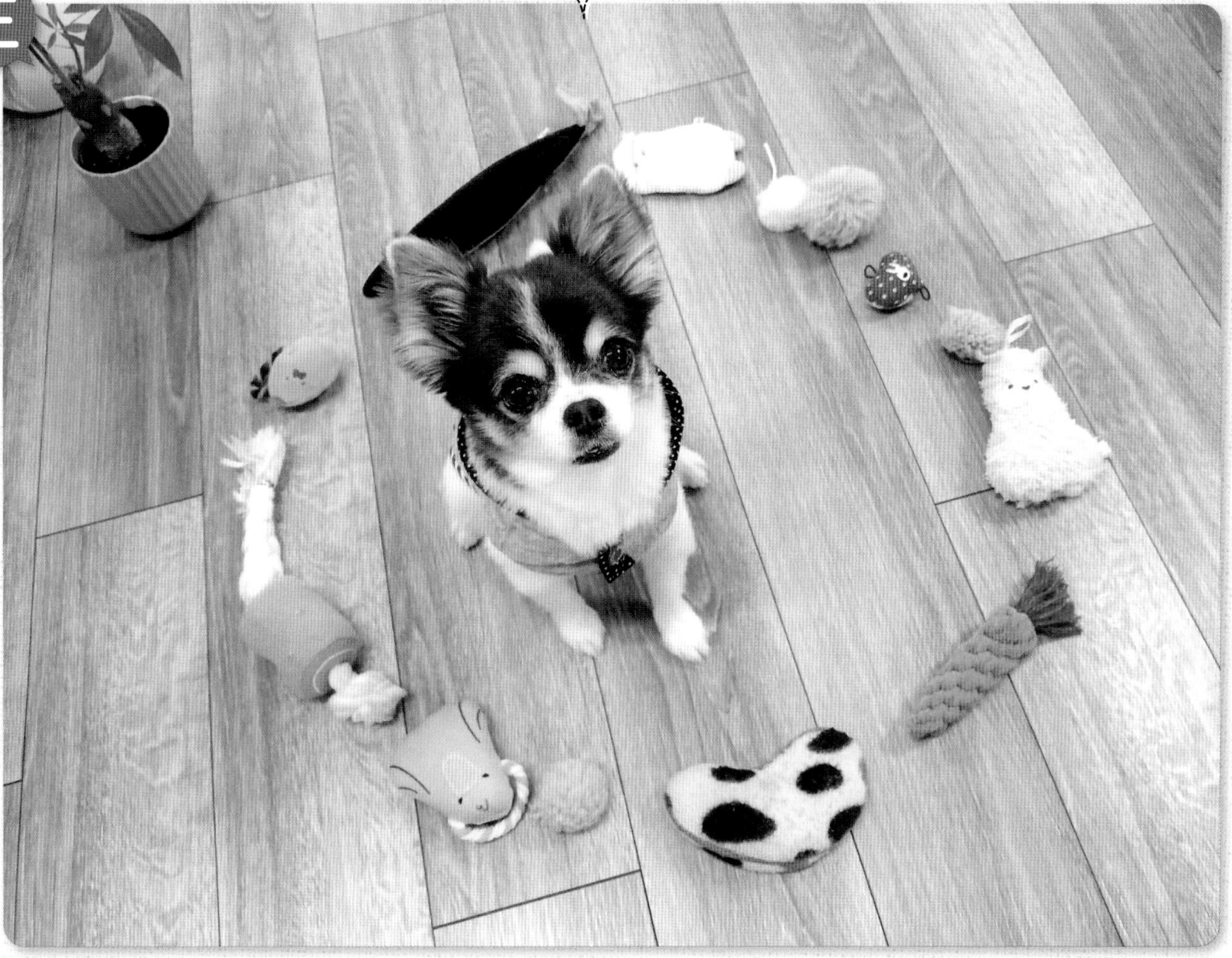

千葉県／前田さんちのペコちゃん

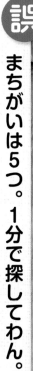

誤

まちがいは5つ。1分で探してわん。

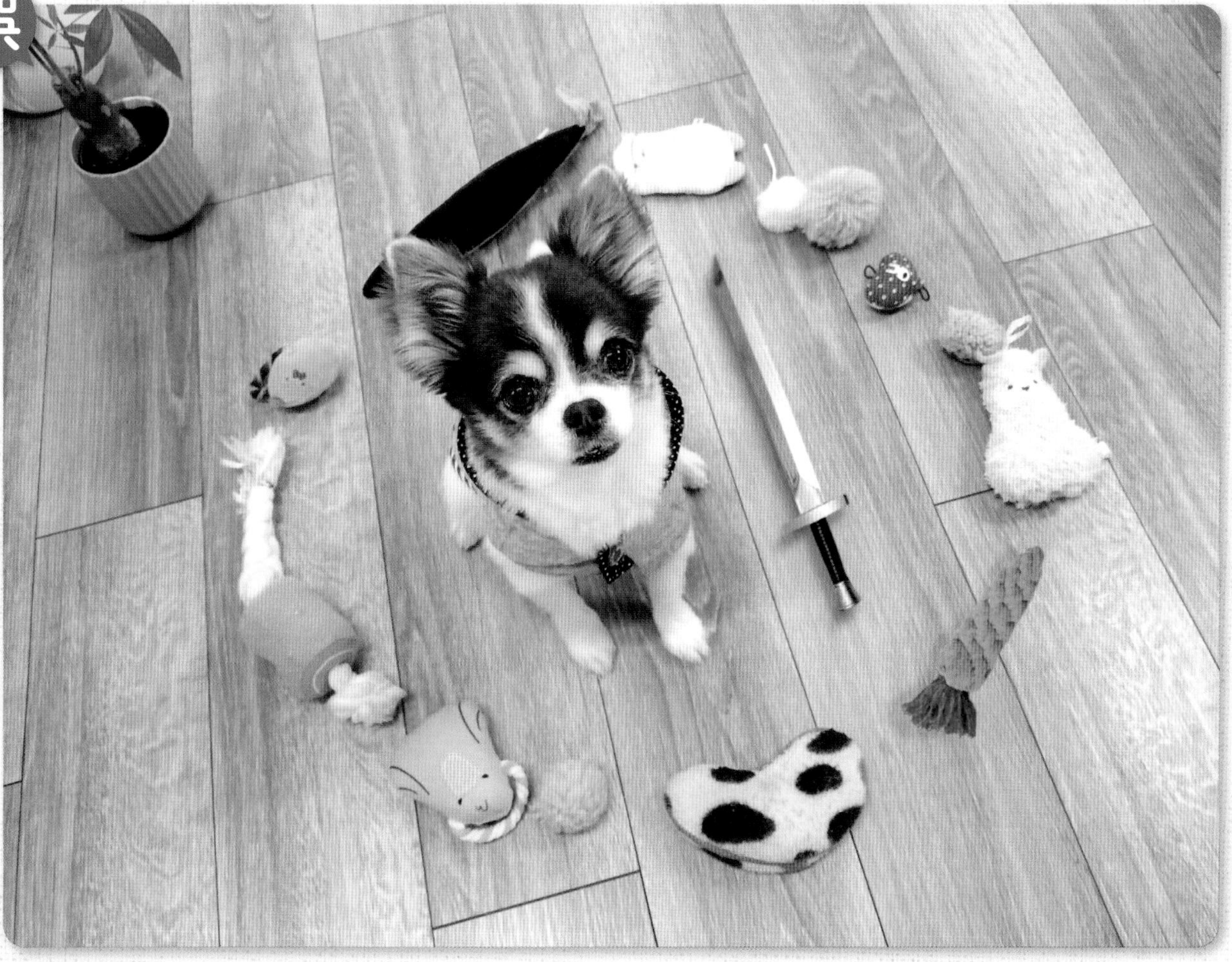

➡解答は67ページ

26 大喜び犬

もっと高い高いちて！
高い高い！

1分で見つけた数	個	
全部見つけるまでの時間	分	秒

正

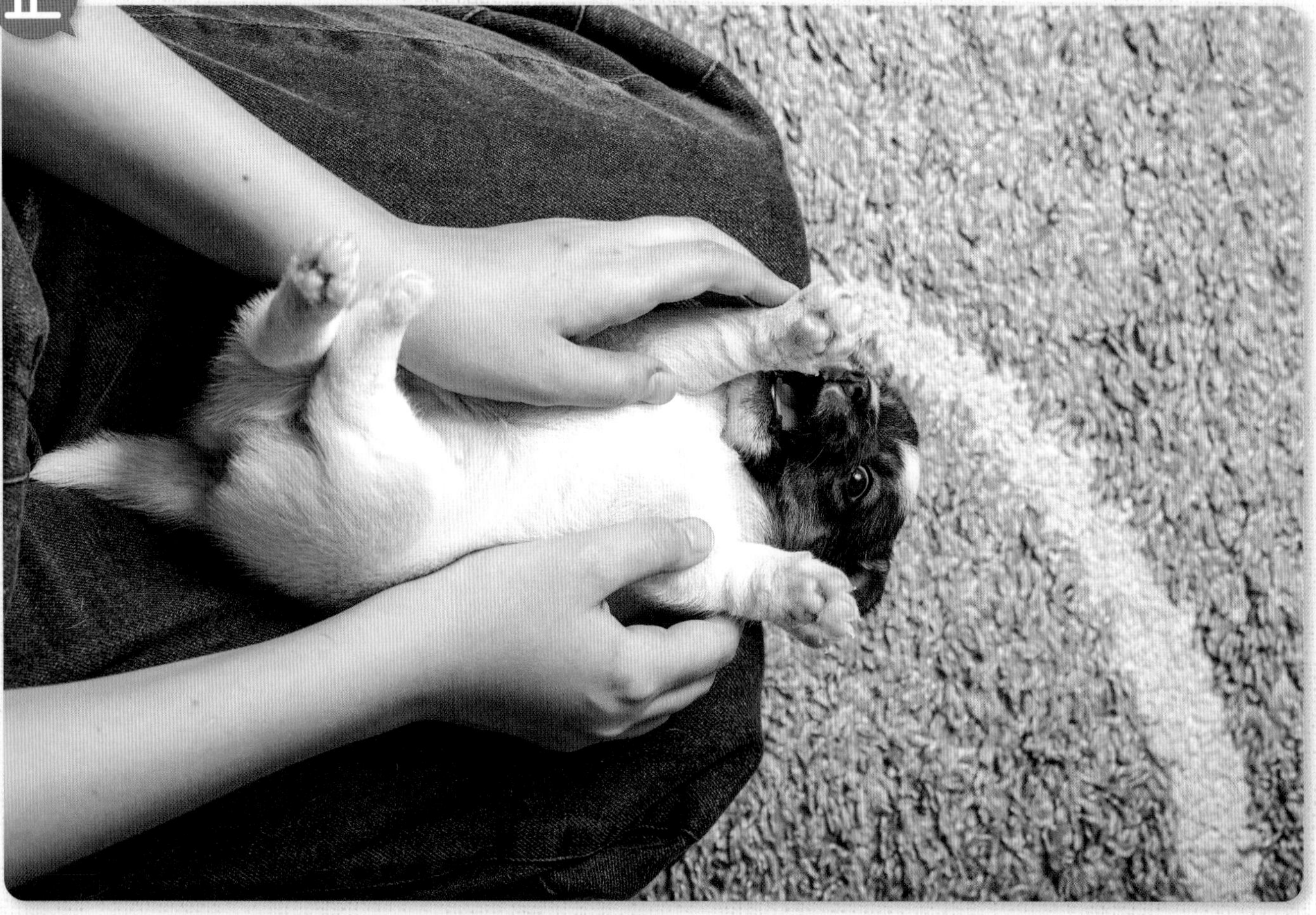

誤 まちがいは5つ。1分で探してわん。

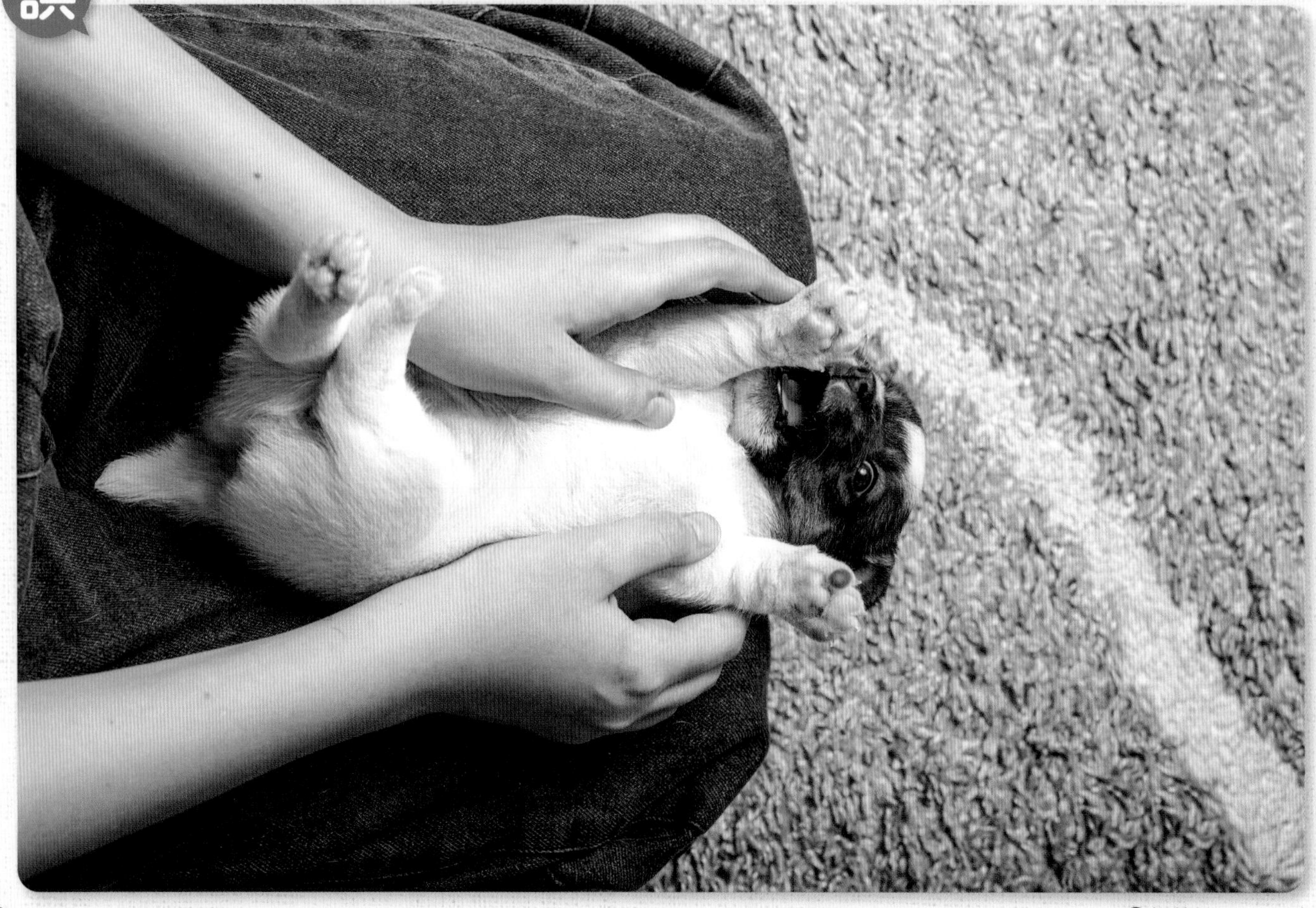

➡解答は67ページ

27 遠慮犬

いや、ご主人がかぶってよ。
熱中症になるで

正

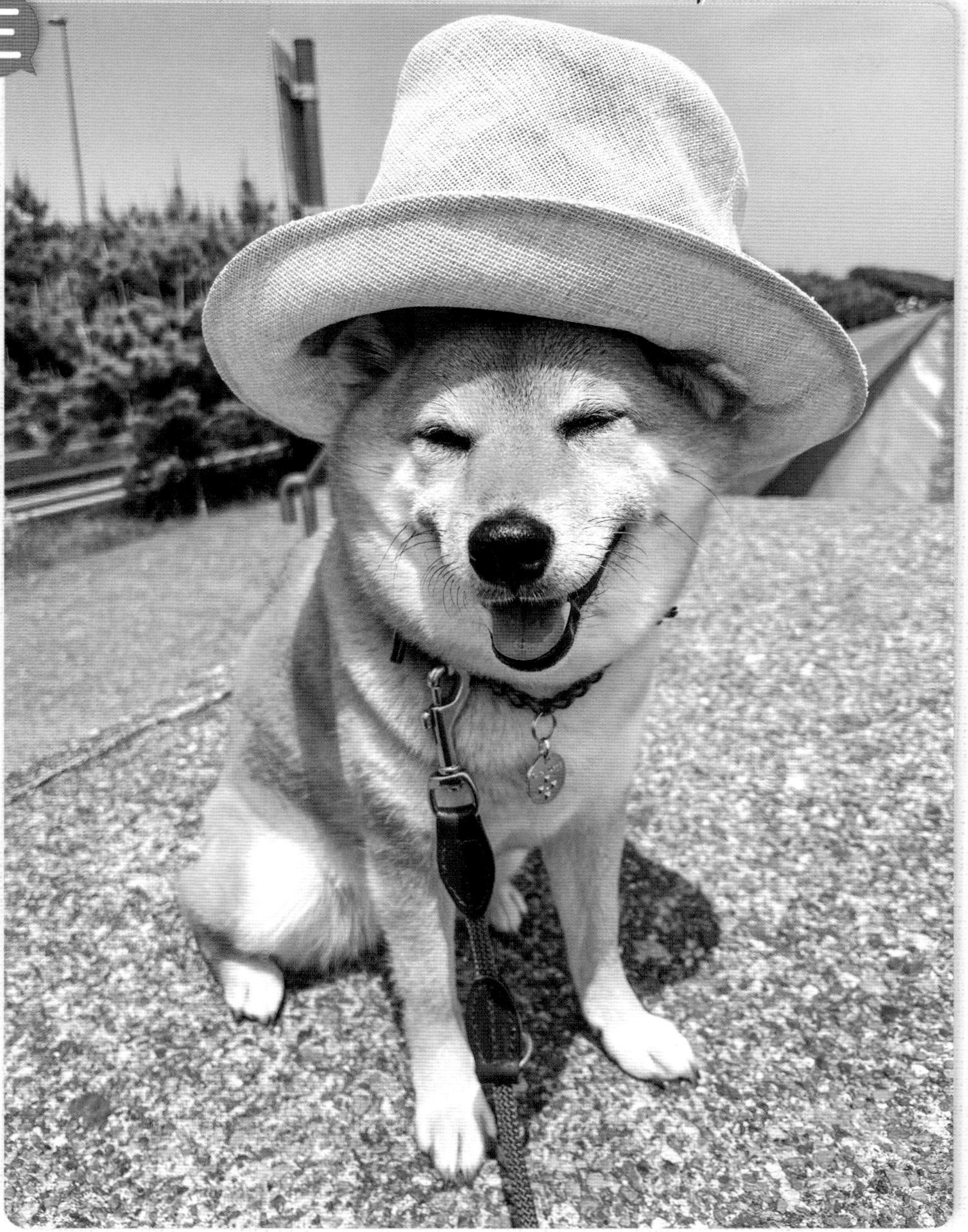

誤

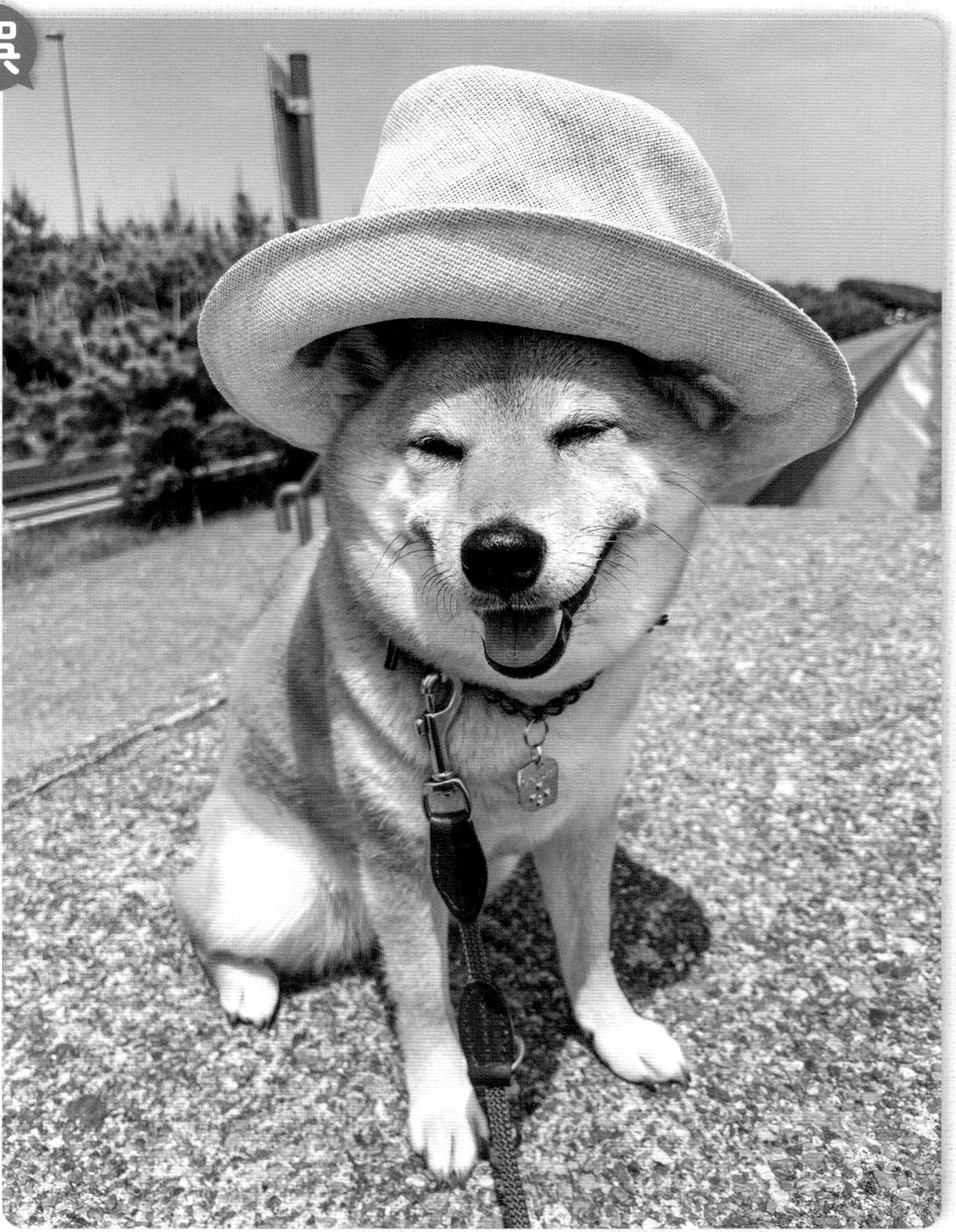

まちがいは5つ。1分で探してわん。

1分で見つけた数	個
全部見つけるまでの時間	分　秒

➡解答は67ページ

28 漫才コンビ犬

ツチノコ発見！
ガブッ

1分で見つけた数	個
全部見つけるまでの時間	分　秒

正

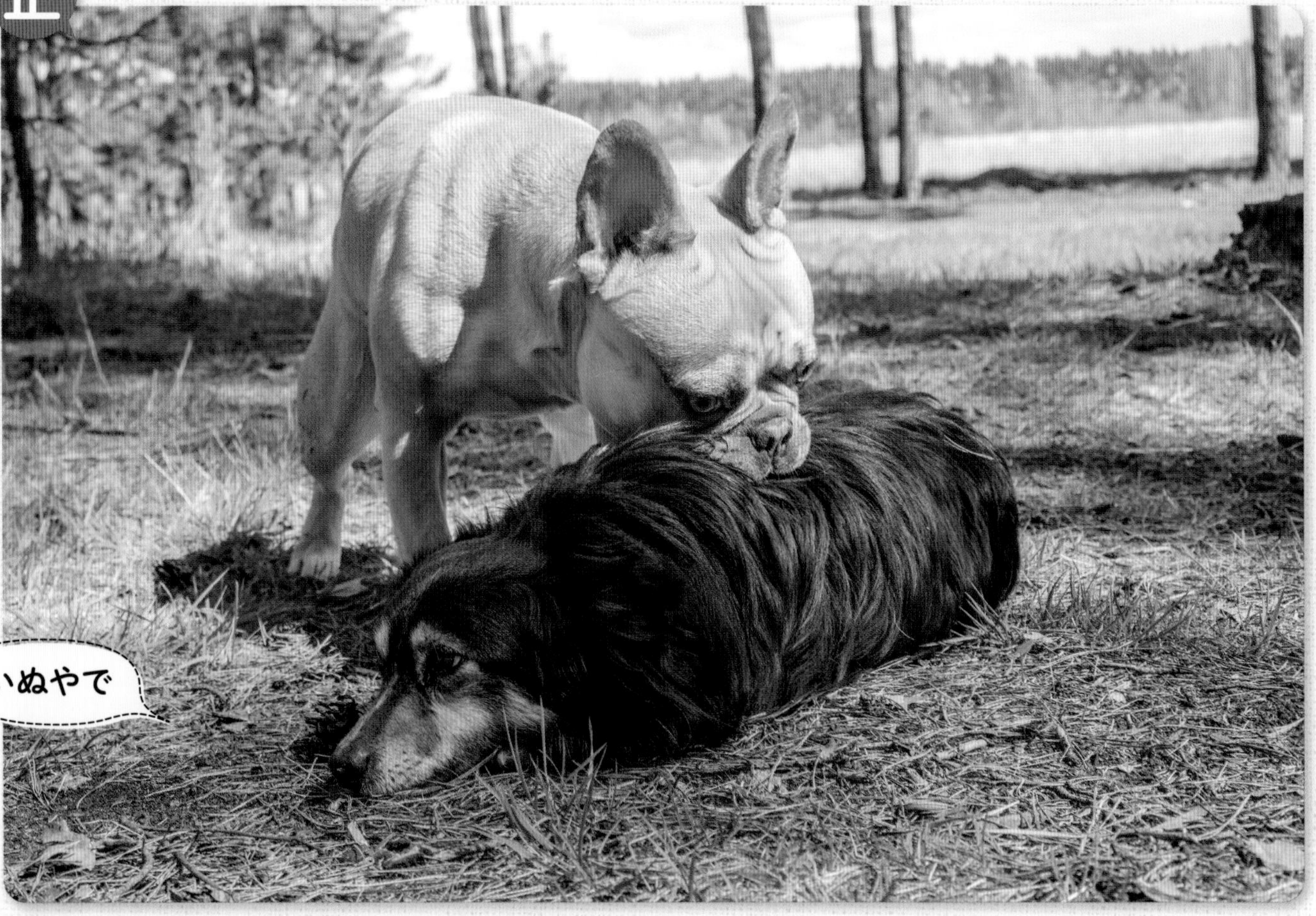

いぬやで

誤　まちがいは5つ。1分で探してわん。

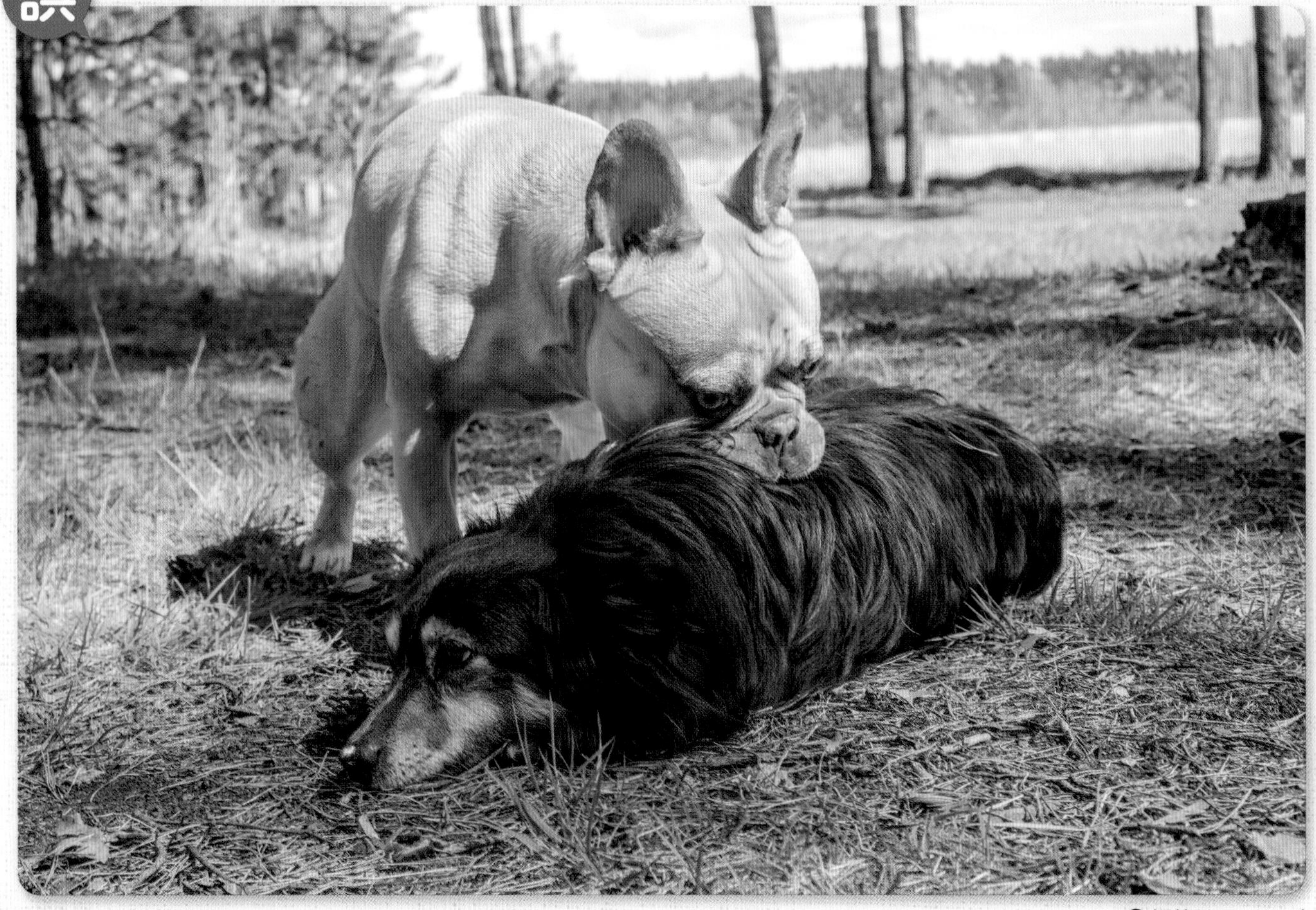

➡解答は67ページ

29 ものまね犬

あい〜んってやると、
みんな笑うの

1分で見つけた数	個
全部見つけるまでの時間	分　秒

正

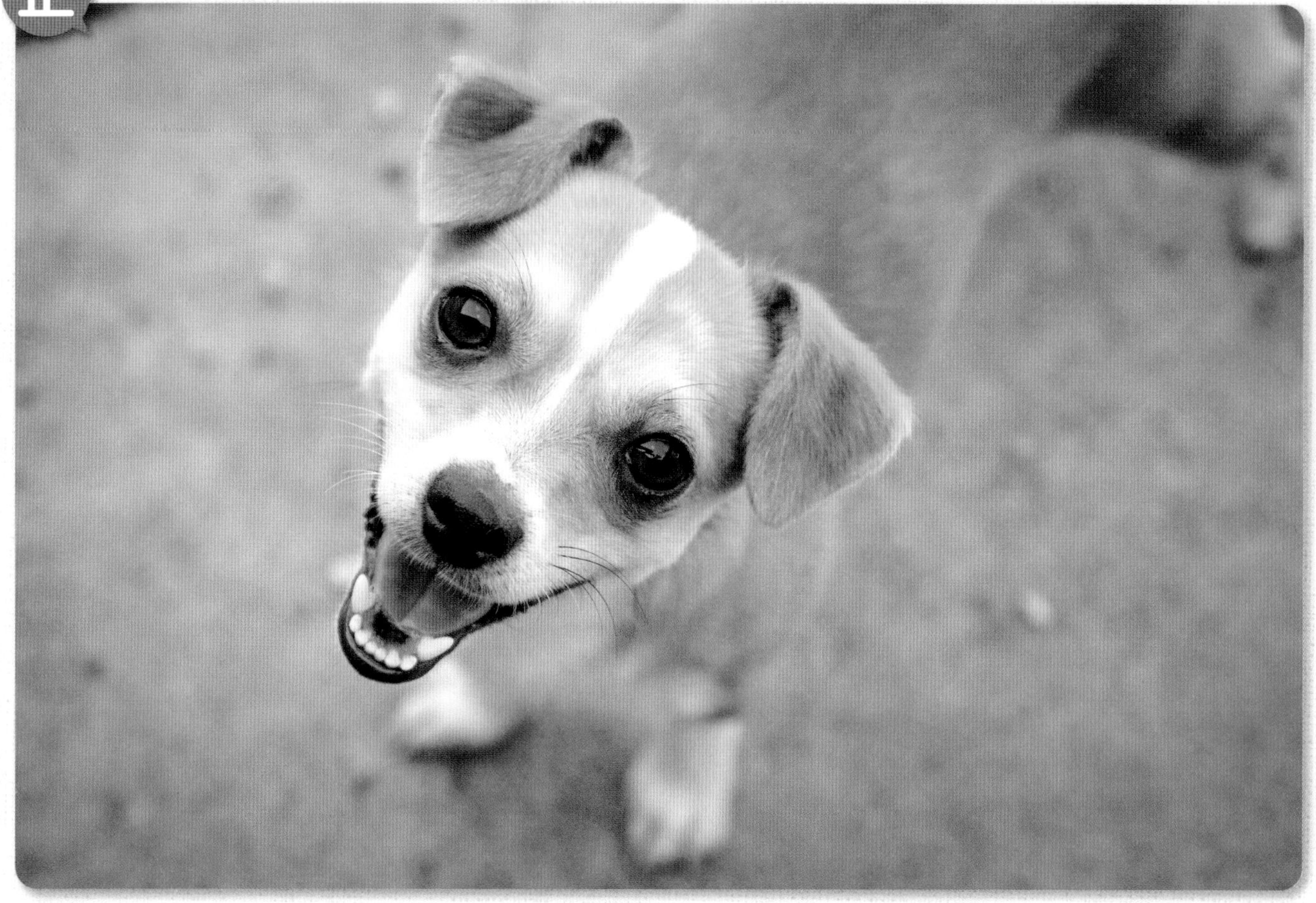

誤　まちがいは5つ。1分で探してわん。

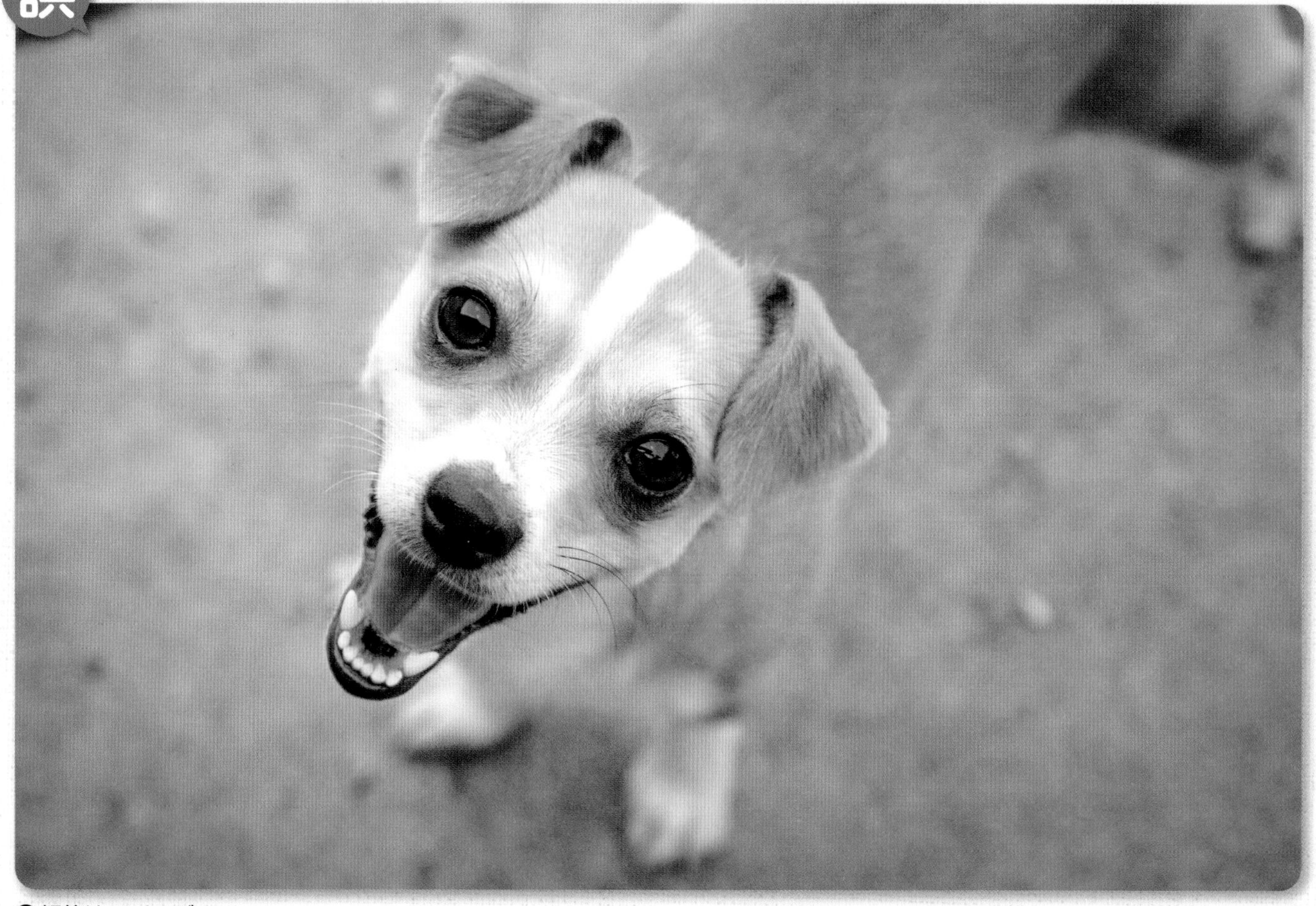

➡解答は67ページ

30 まさか犬

こっから先、
有料道路だって

1分で見つけた数	個
全部見つけるまでの時間	分　秒

正

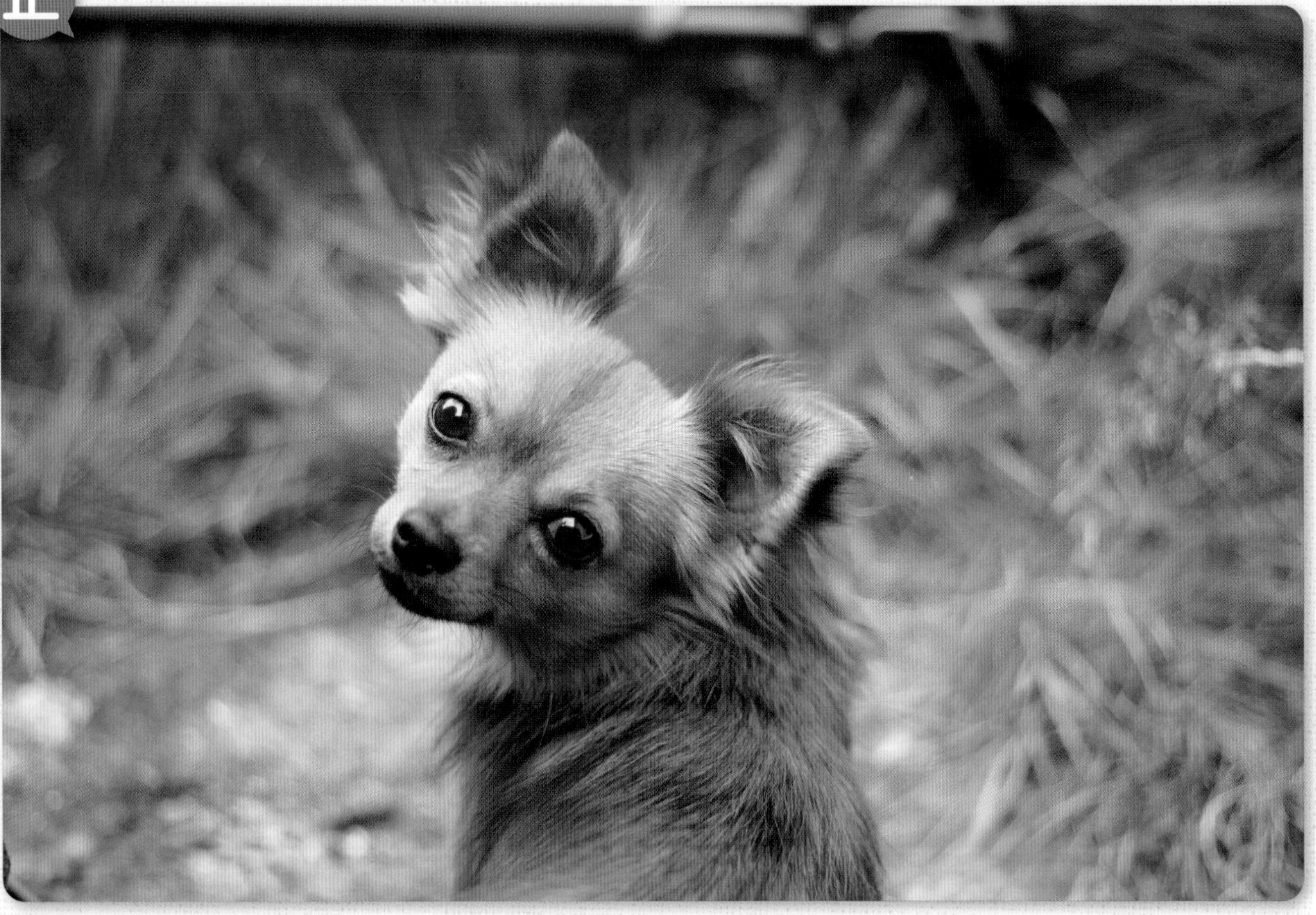

誤

まちがいは5つ。1分で探してわん。

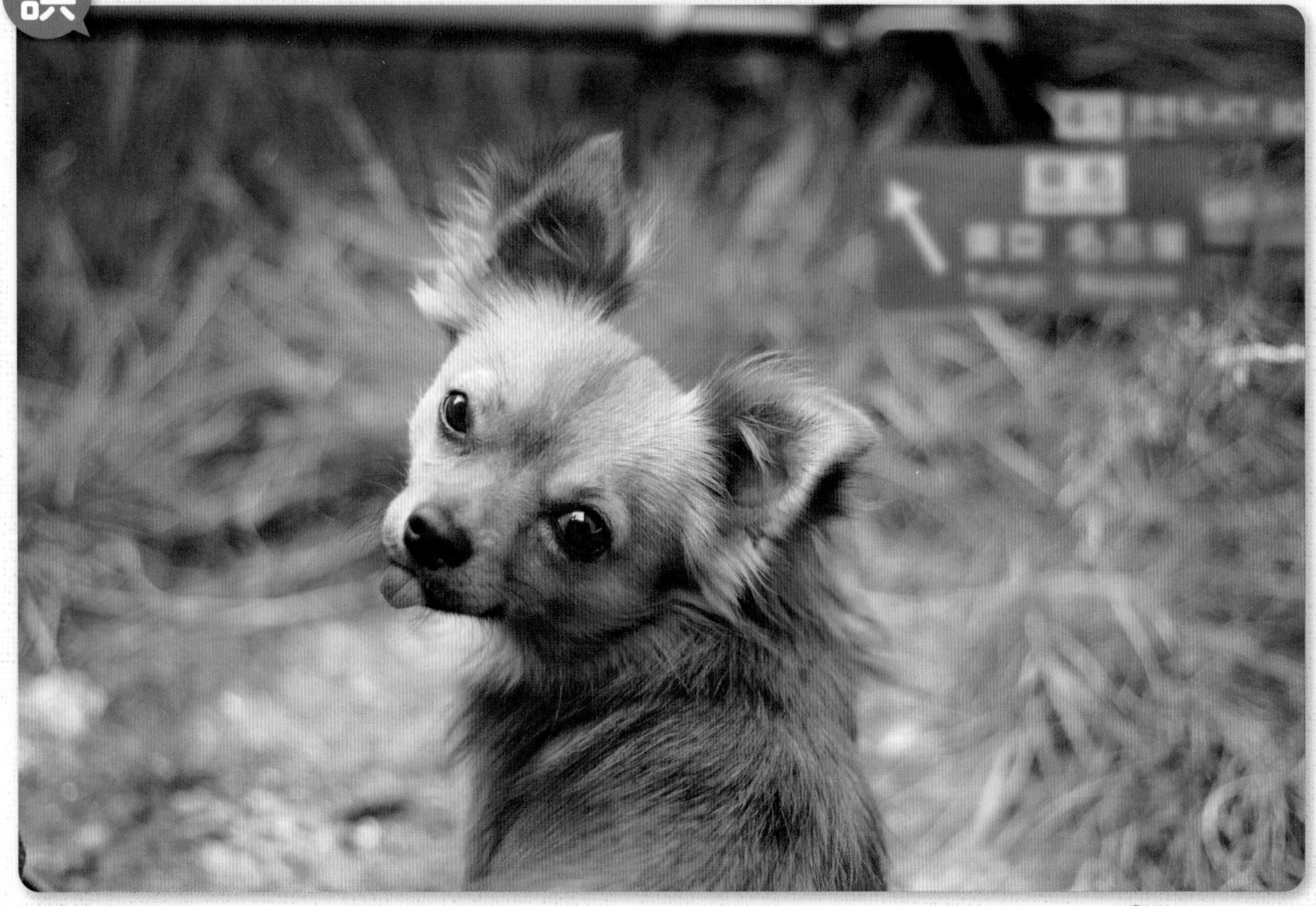

➡解答は68ページ

31 家族旅行犬

足が汚れるから、
みんなシートから出ません

1分で見つけた数	個
全部見つけるまでの時間	分　秒

正

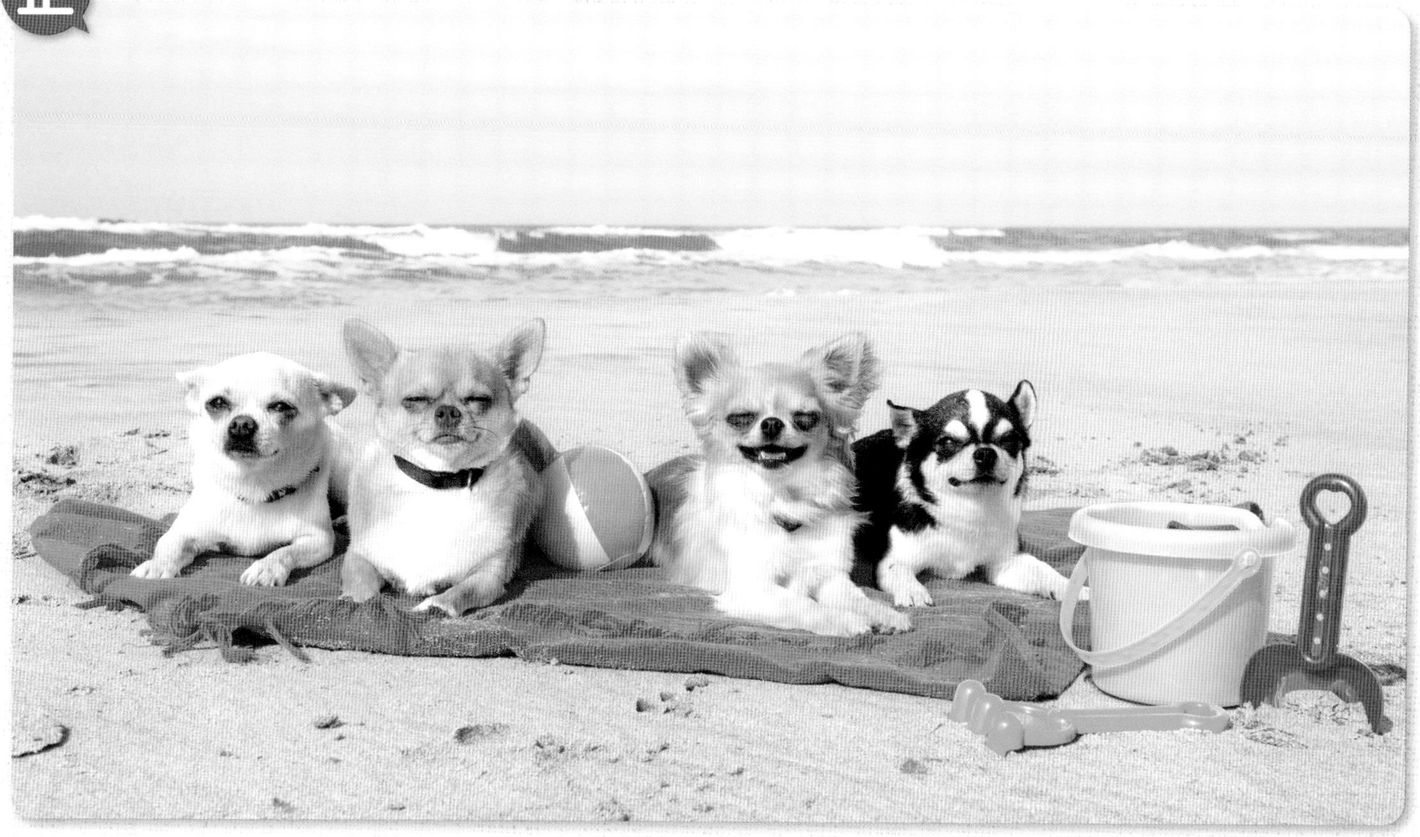

誤　まちがいは５つ。１分で探してわん。

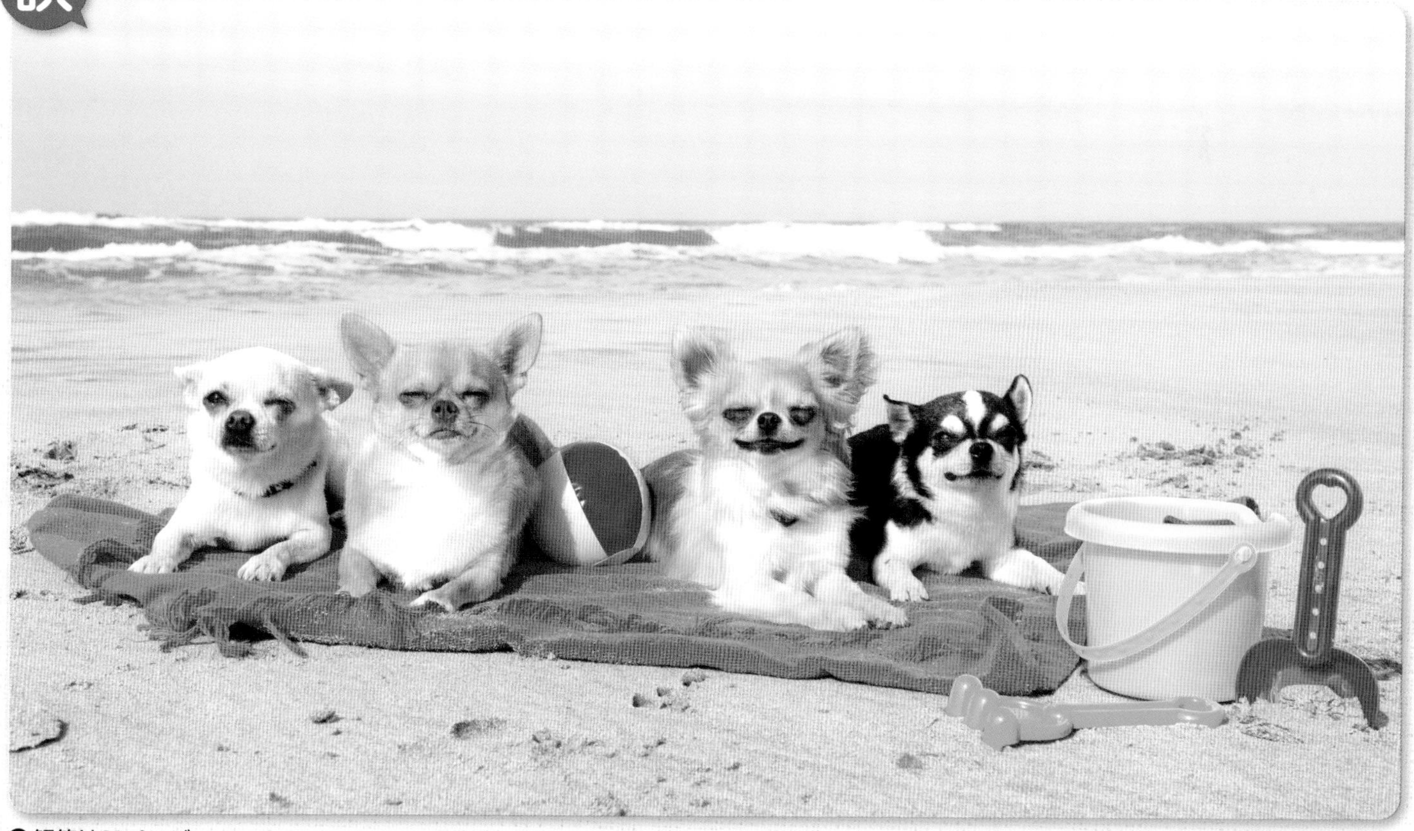

➡解答は68ページ

32 タッチ犬

わーった、
わーった

はい、今度は
君が鬼だよっ

1分で見つけた数	個
全部見つけるまでの時間	分　秒

正

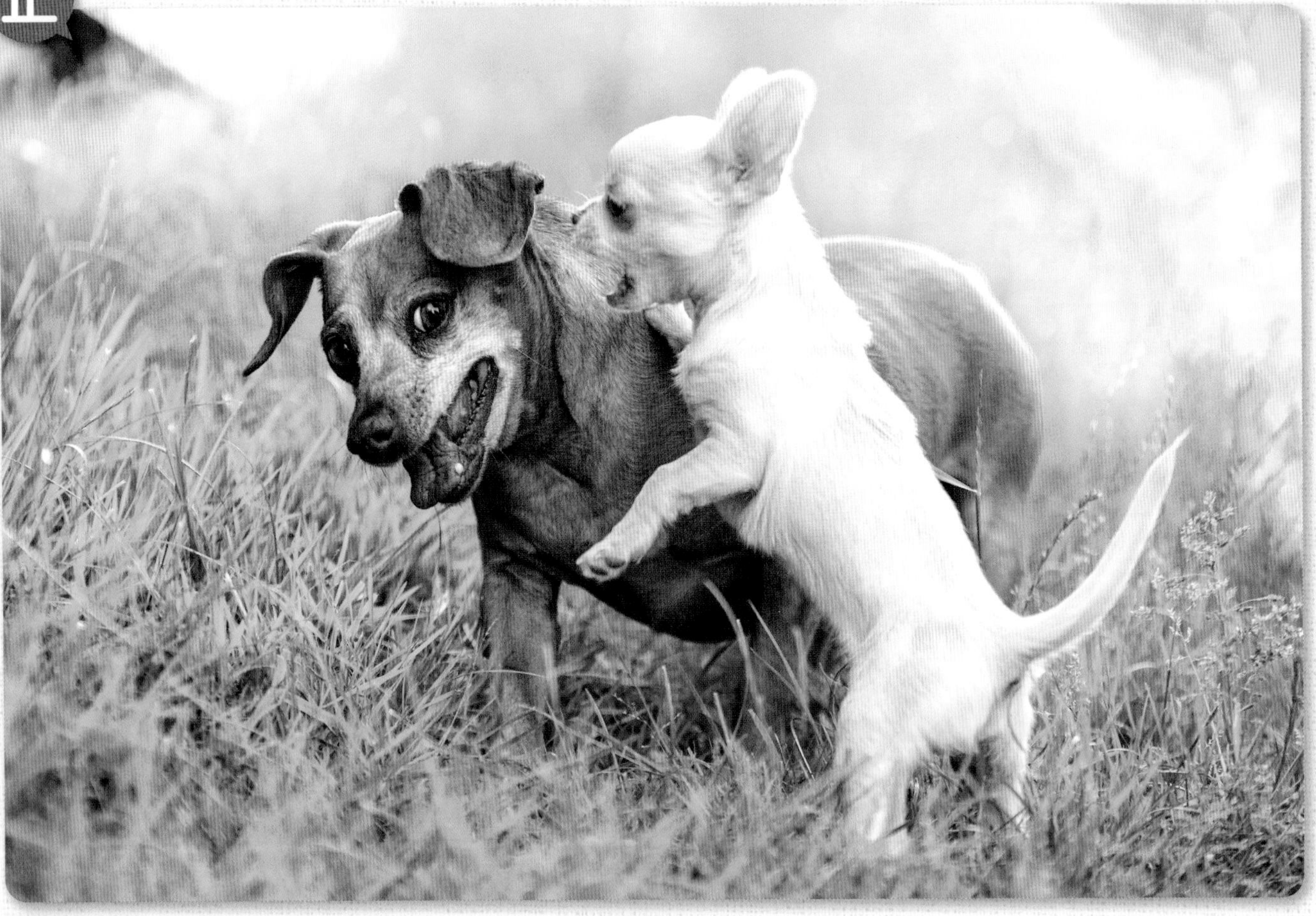

誤　まちがいは５つ。１分で探してわん。

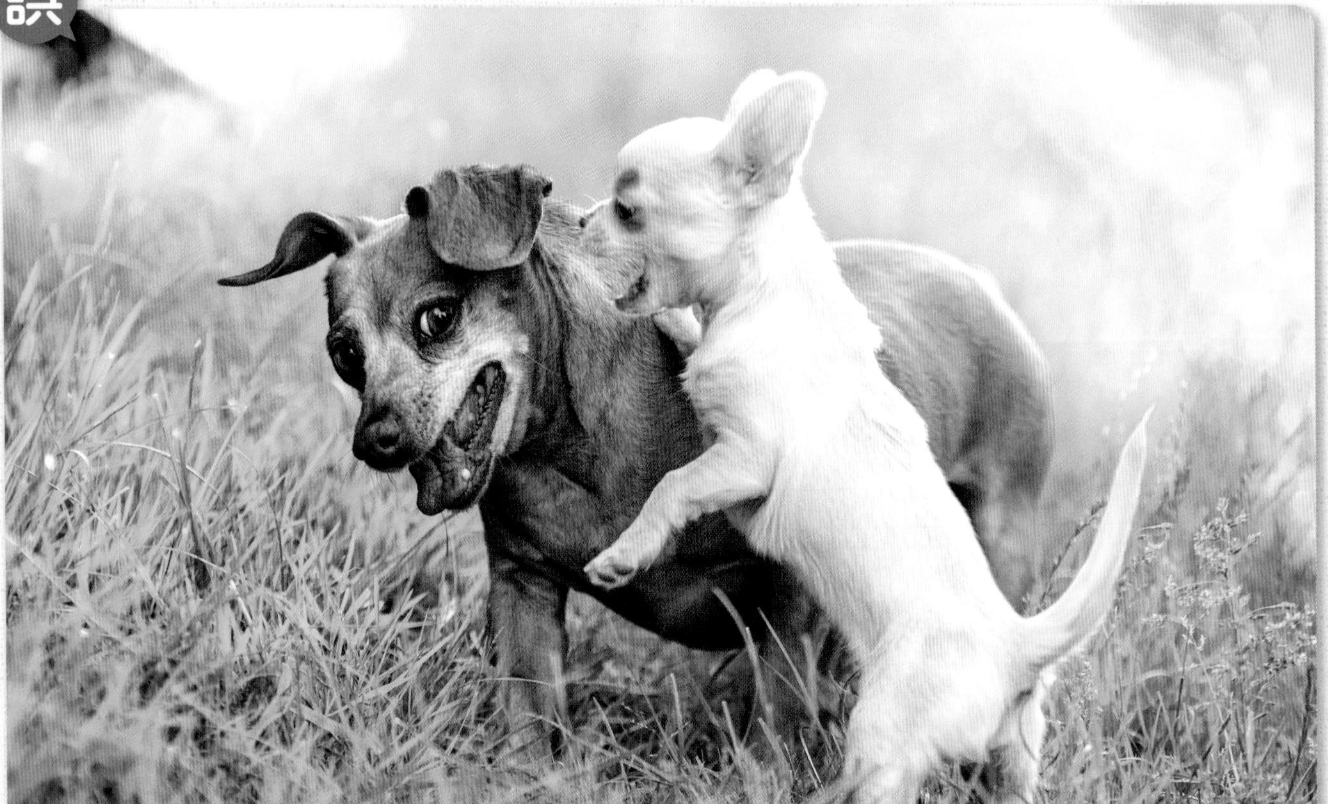

➡解答は68ページ

33 競馬犬

やっぱり、
1番人気が勝ったかー

全部、
スッたーっ！

1分で見つけた数	個
全部見つけるまでの時間	分　秒

正

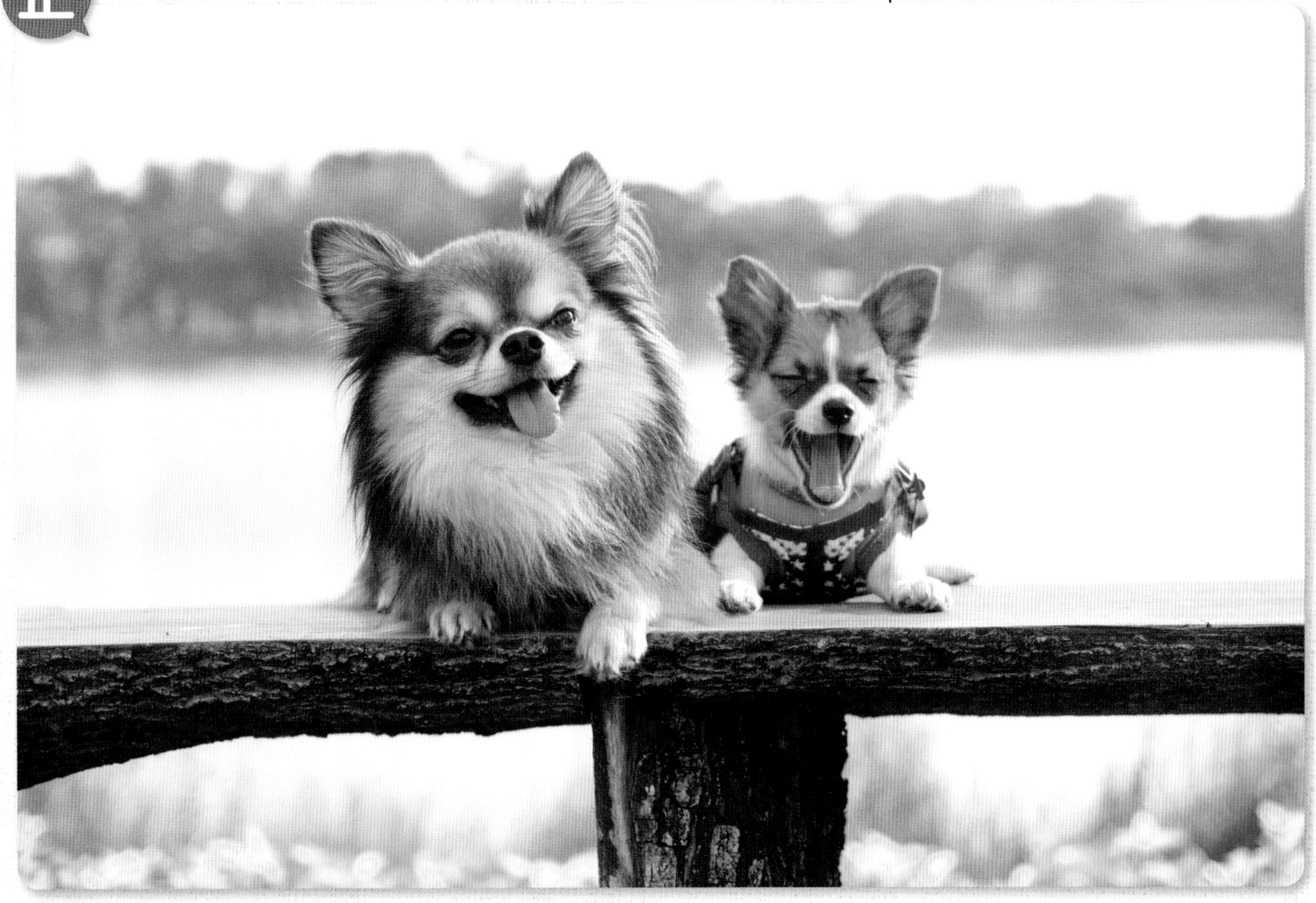

誤　まちがいは5つ。1分で探してわん。

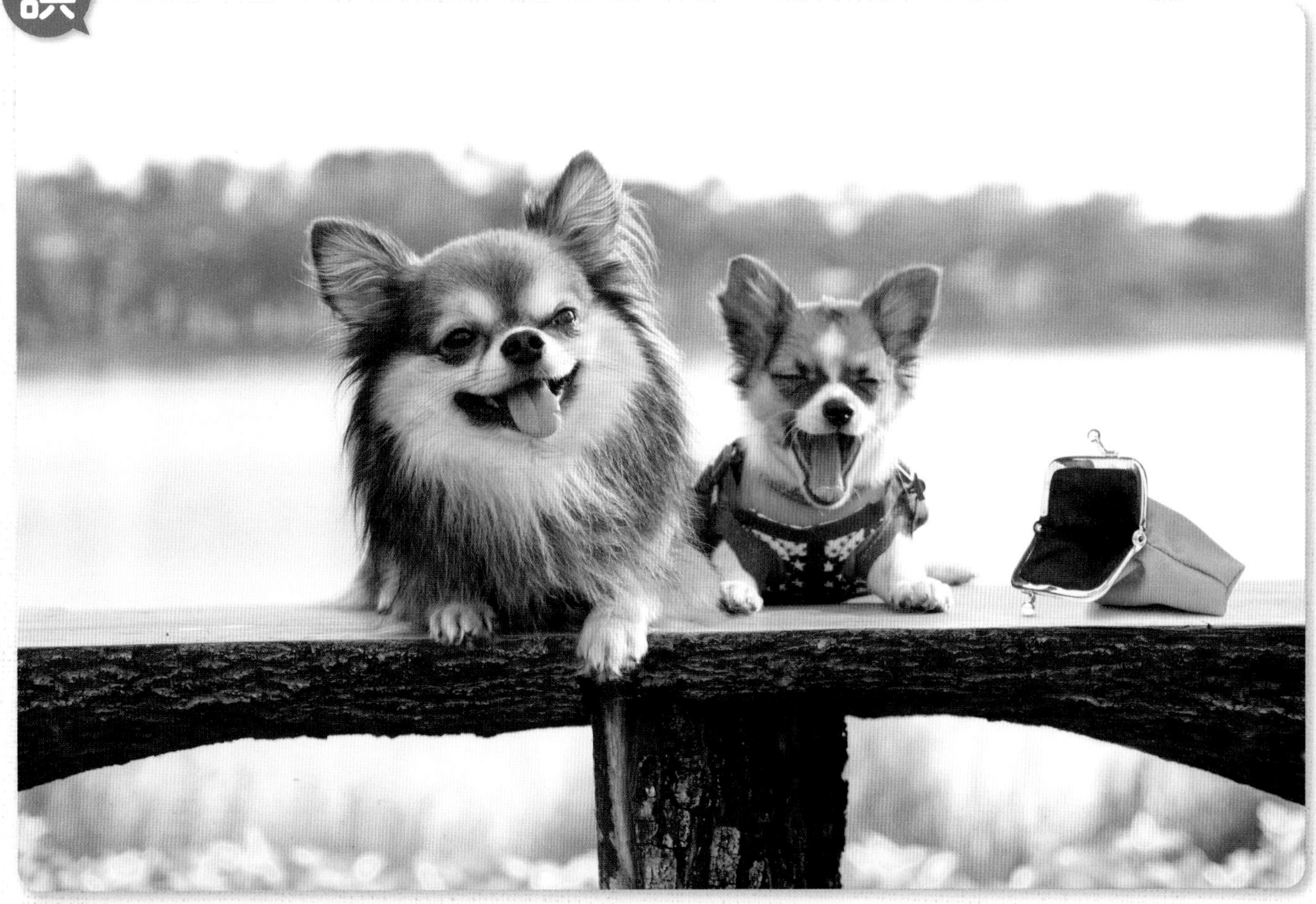

➡解答は68ページ

34 登山家犬

そこにいぬがあるから
登るのです

1分で見つけた数		個
全部見つけるまでの時間	分	秒

正

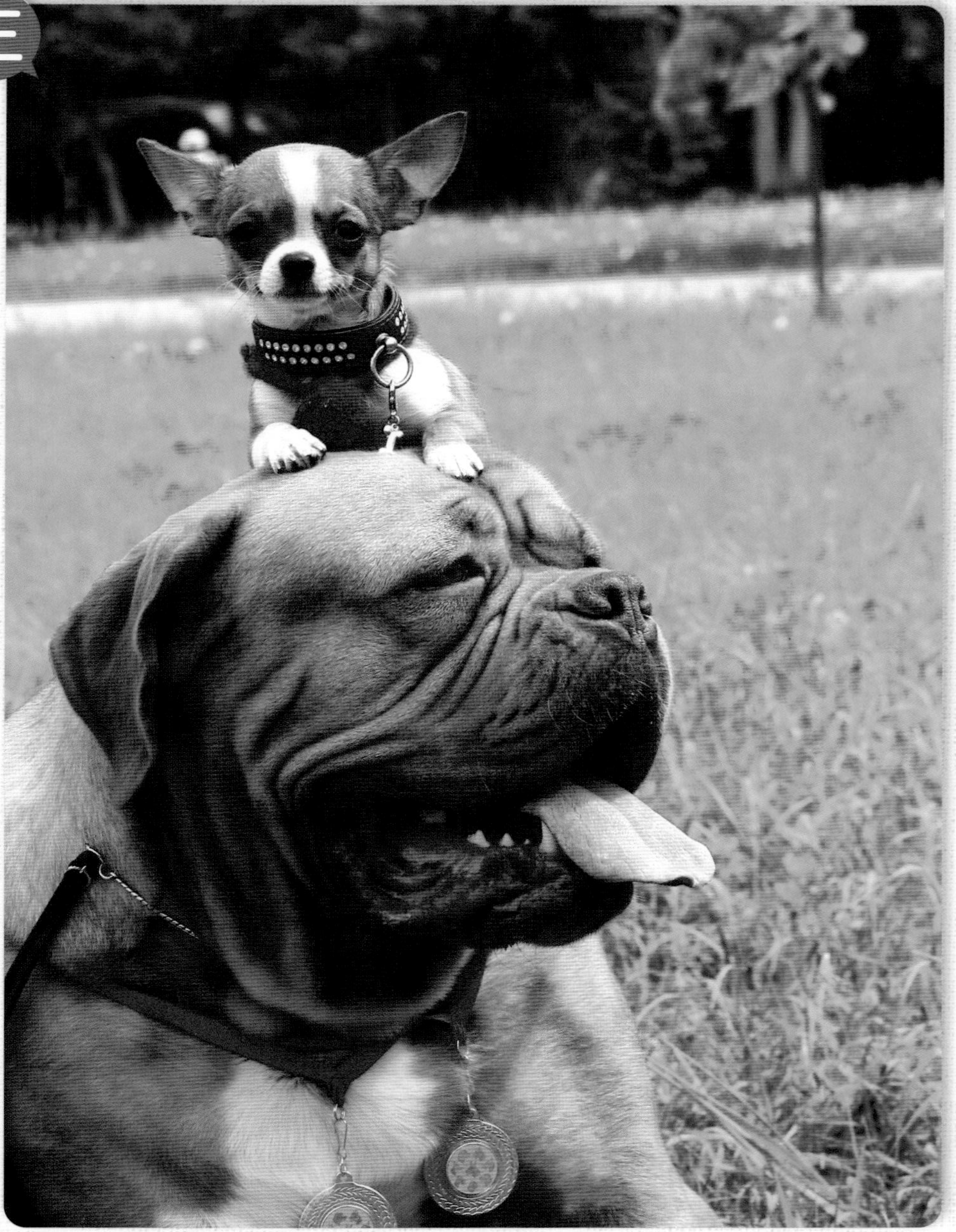

誤

まちがいは5つ。1分で探してわん。

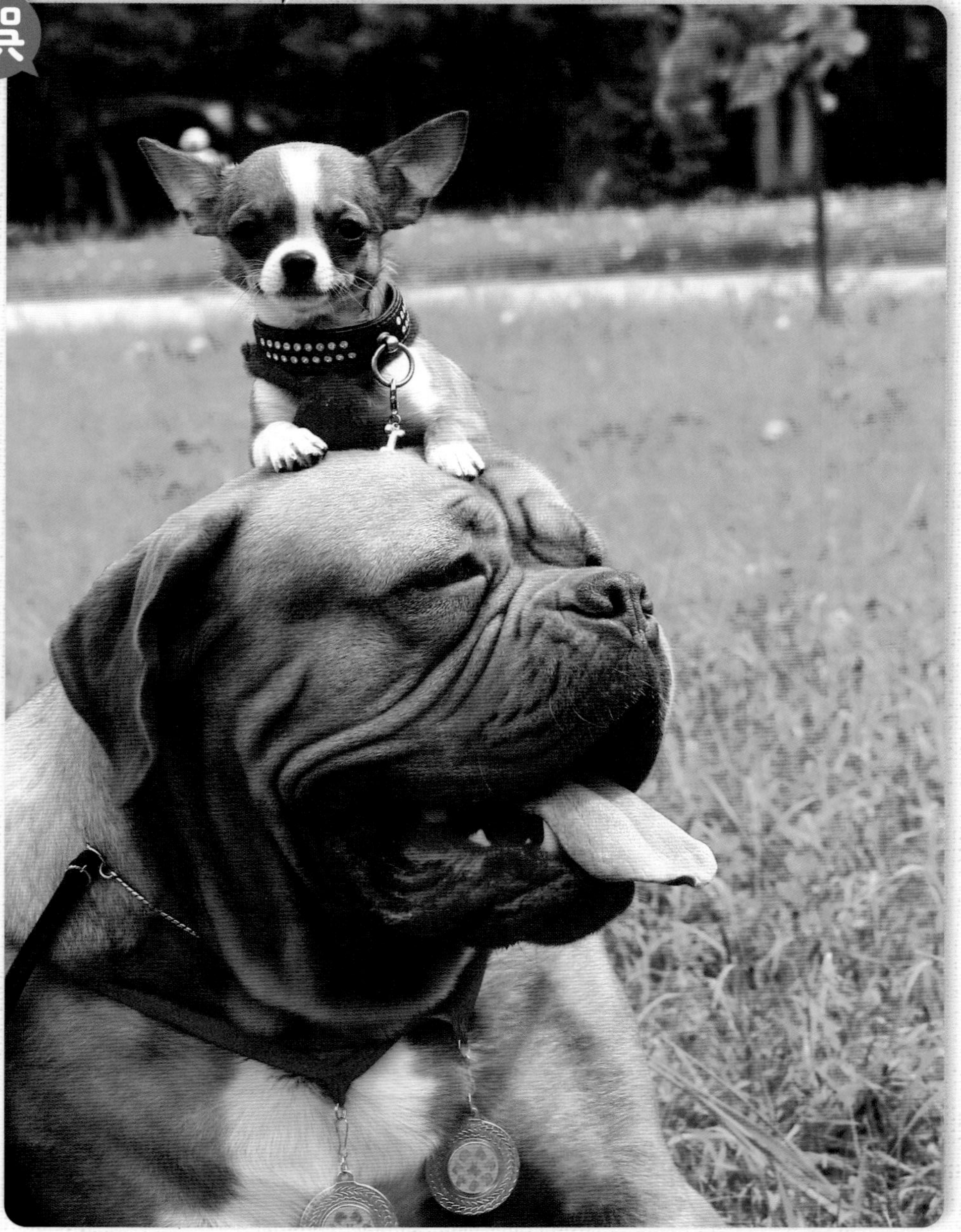

➡解答は68ページ

35 不意打ち犬

え、お留守番？
聞いてませんけど

1分で見つけた数	個
全部見つけるまでの時間	分　秒

正

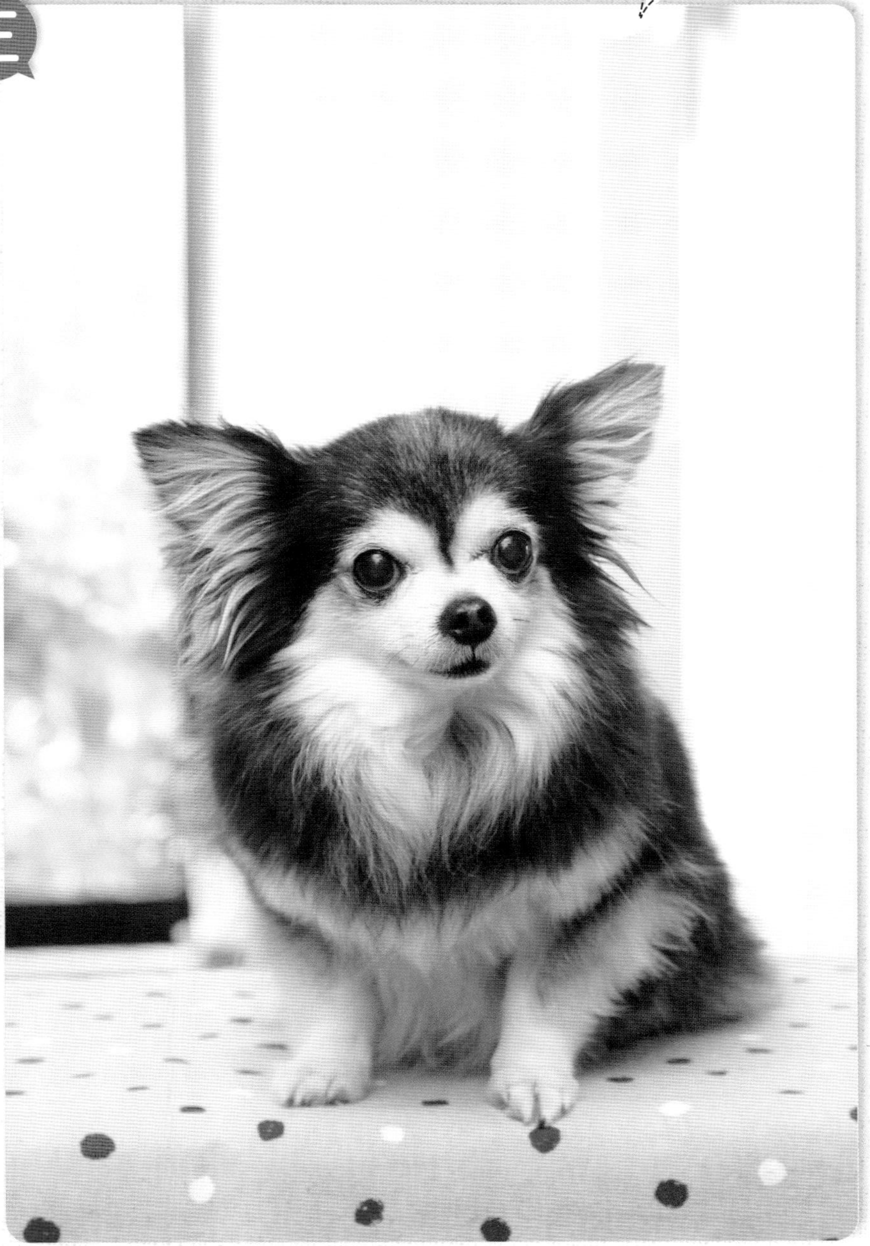

誤

まちがいは5つ。1分で探してわん。

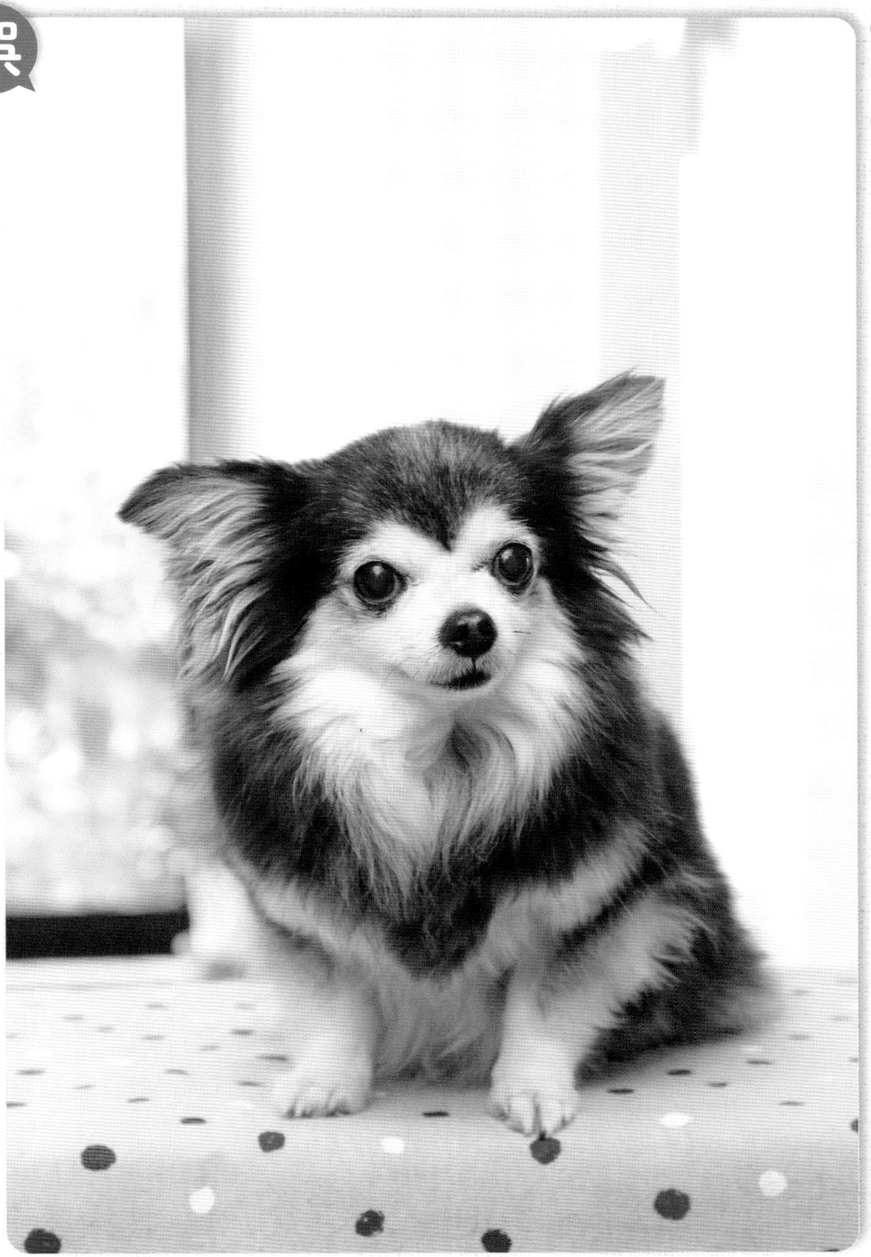

➡解答は68ページ

36 謝礼犬

お散歩楽しかったね！
お礼にペロペロしましょうー

1分で見つけた数	個
全部見つけるまでの時間	分　秒

正

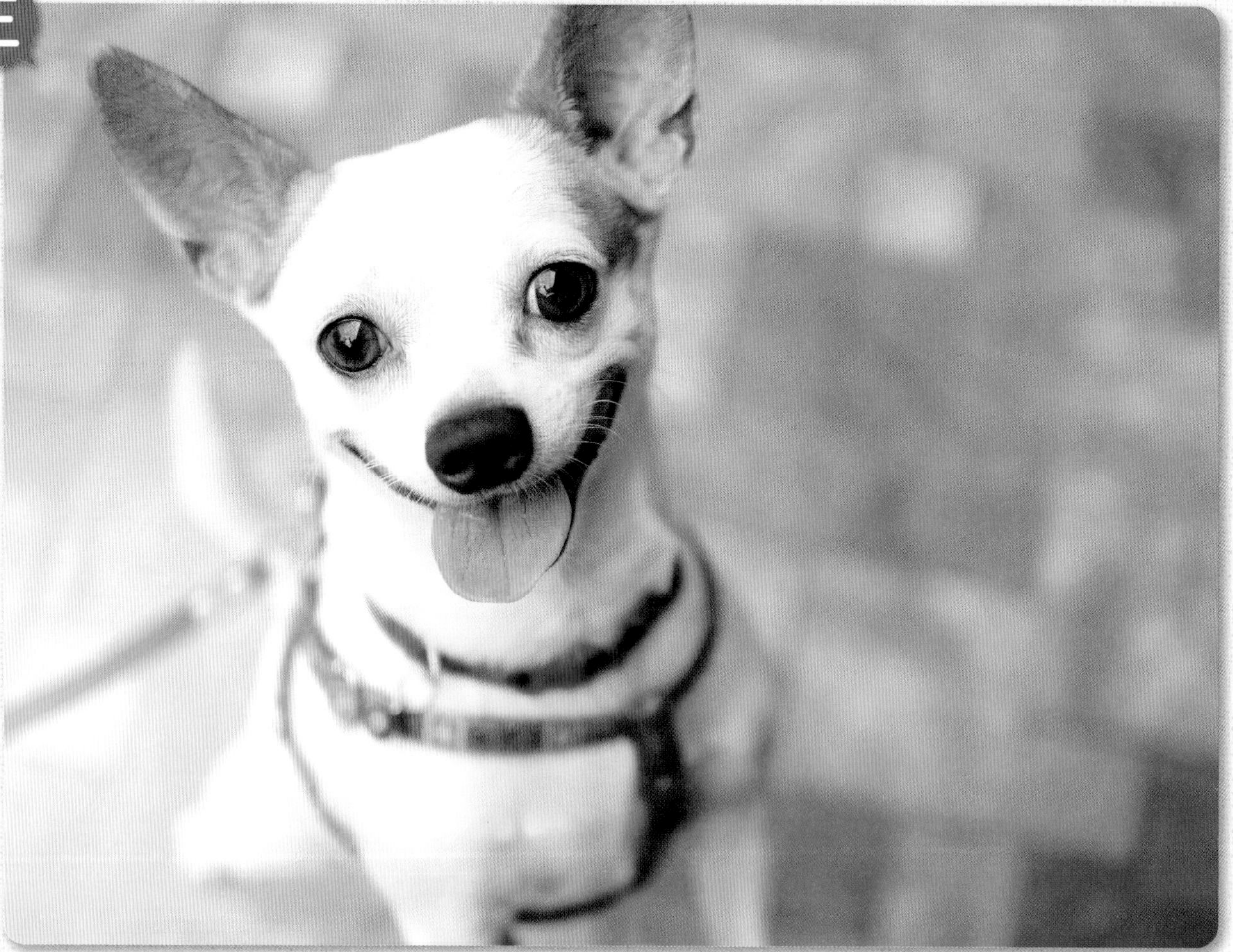

誤

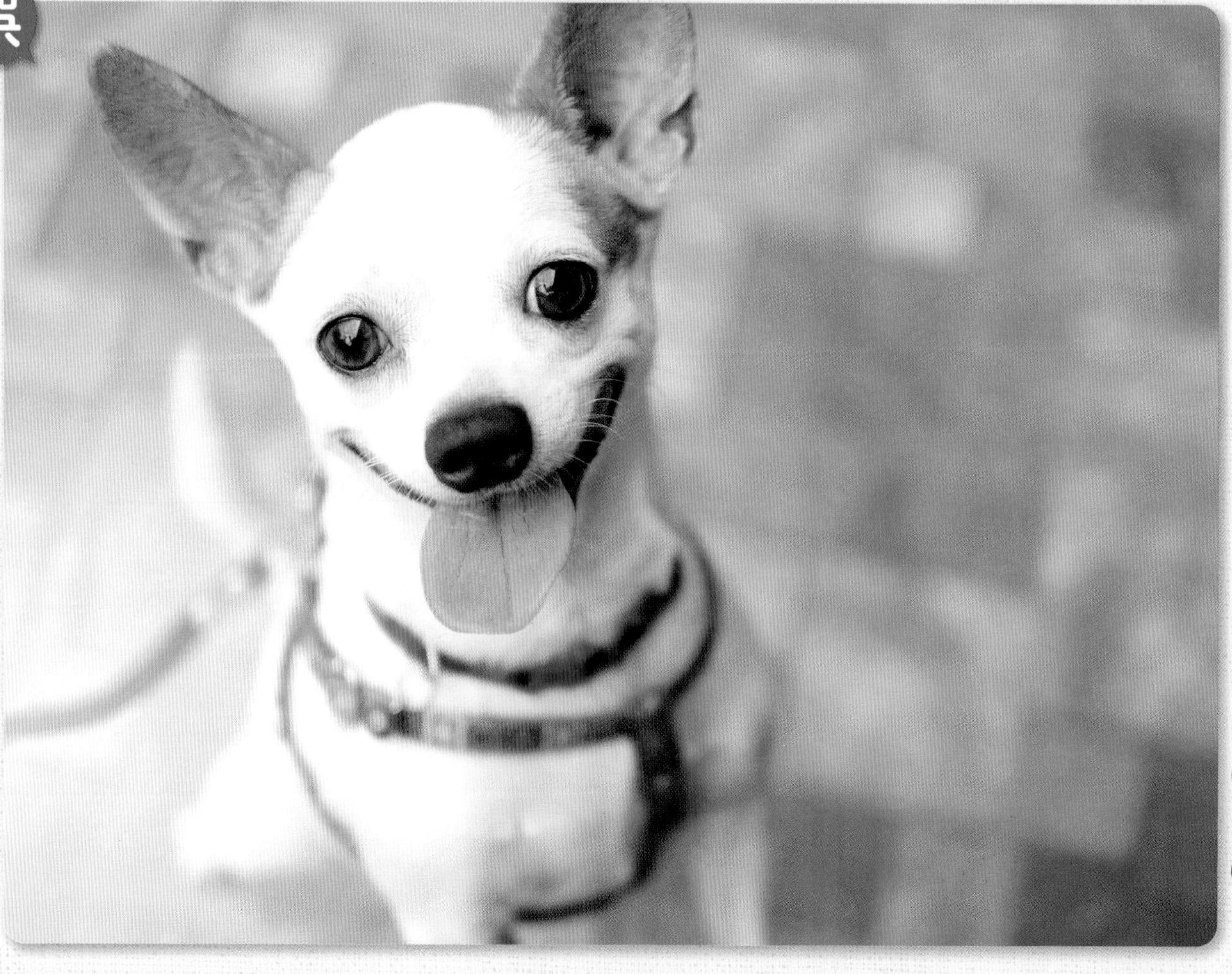

まちがいは5つ。1分で探してわん。

➡解答は68ページ

37 びっくり犬

あれ、オレってこんな小さかったっけ？

1分で見つけた数	個
全部見つけるまでの時間	分　秒

正

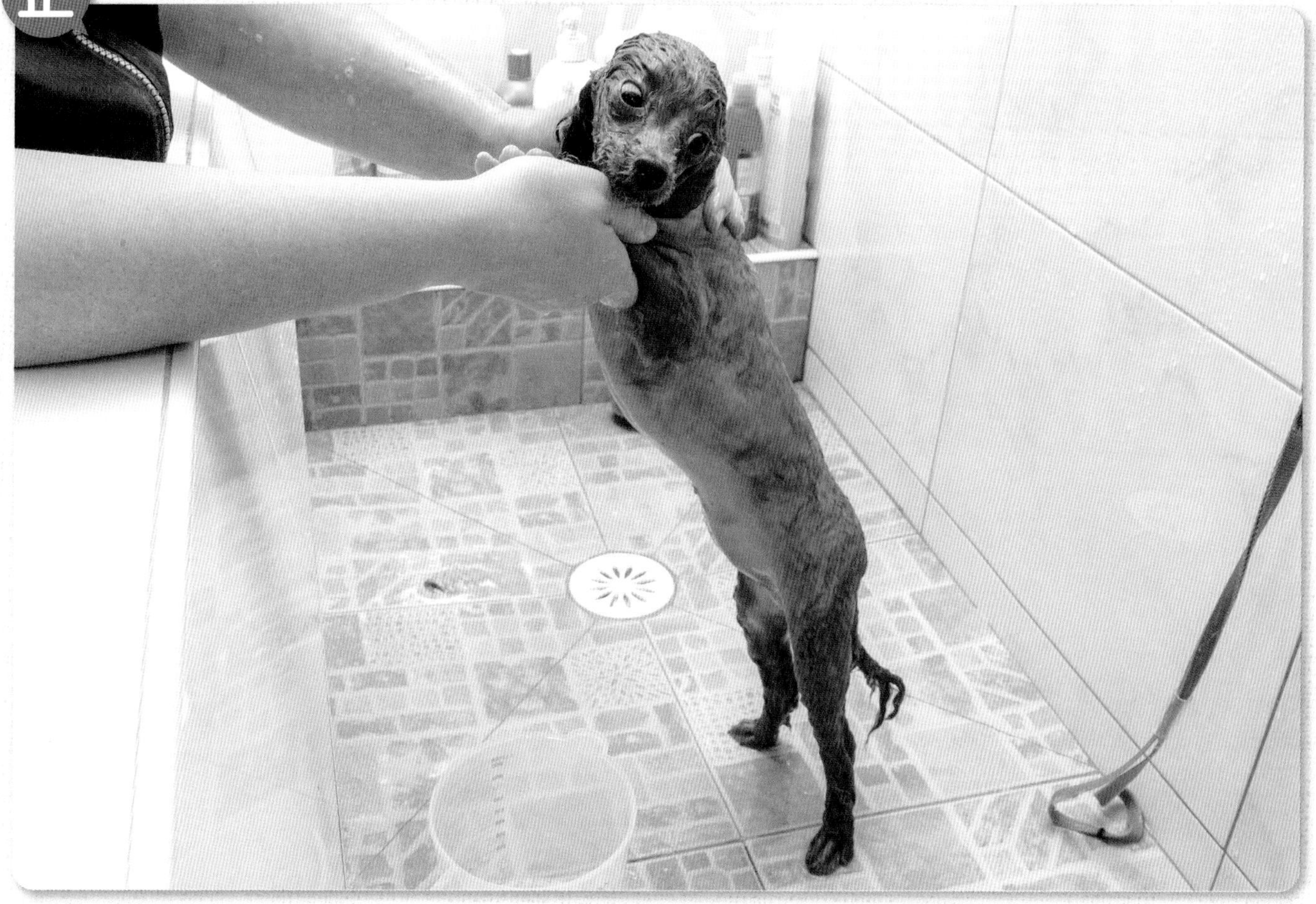

誤　まちがいは５つ。１分で探してわん。

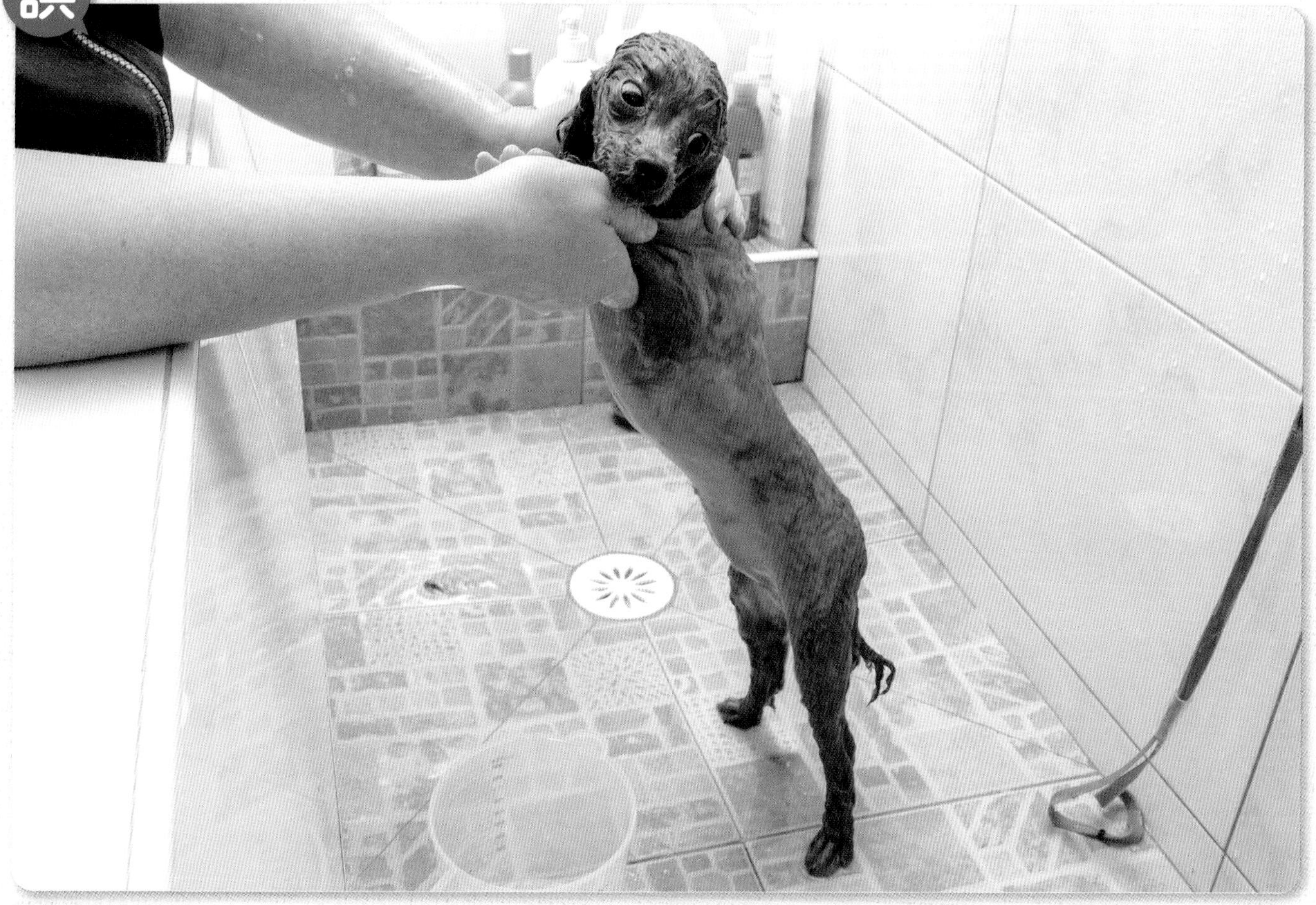

➡解答は68ページ

38 確認犬

ねぇ、やっぱり
隣の芝生の方が青いよ

1分で見つけた数	個
全部見つけるまでの時間	分　秒

正

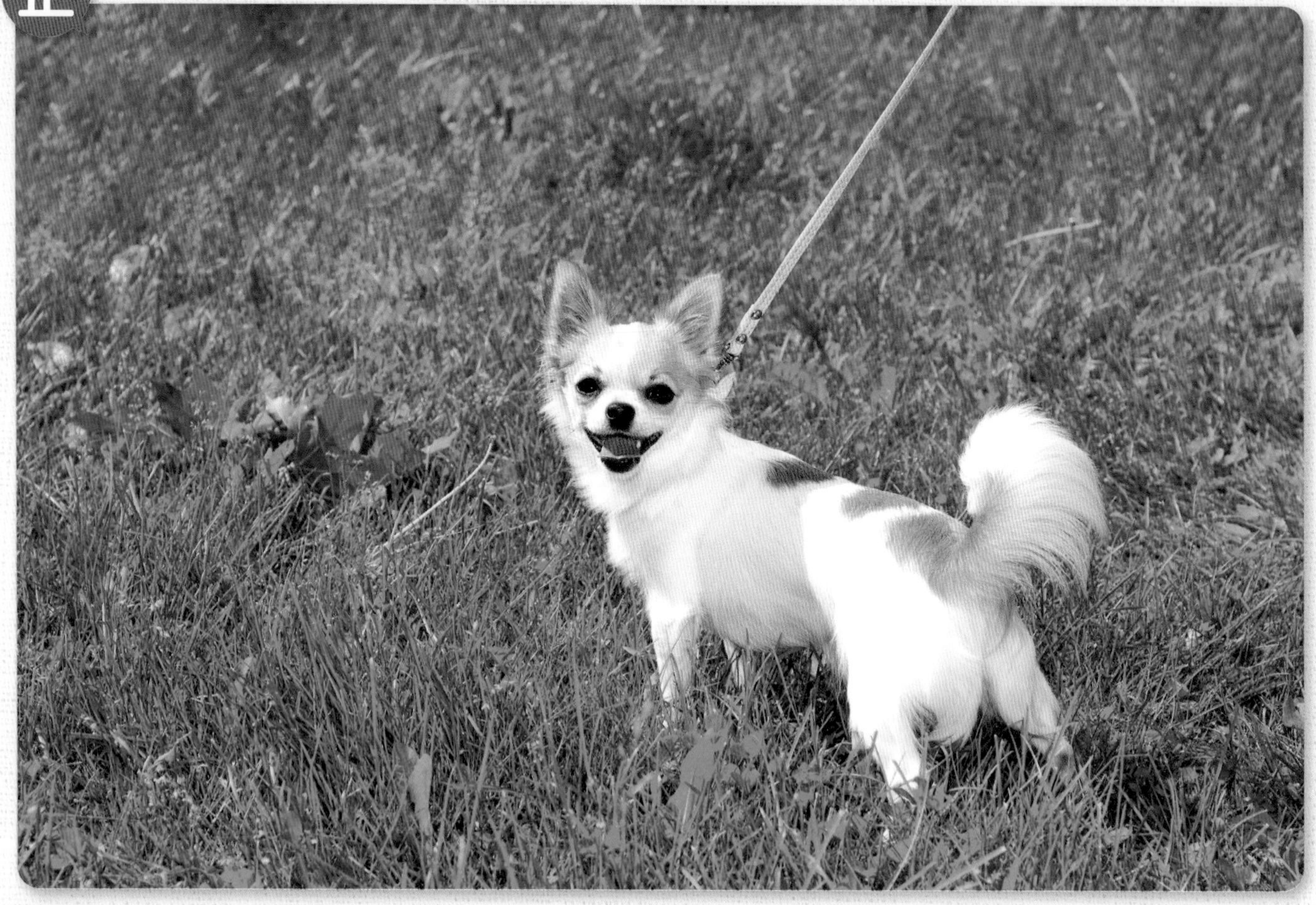

誤 まちがいは５つ。１分で探してわん。

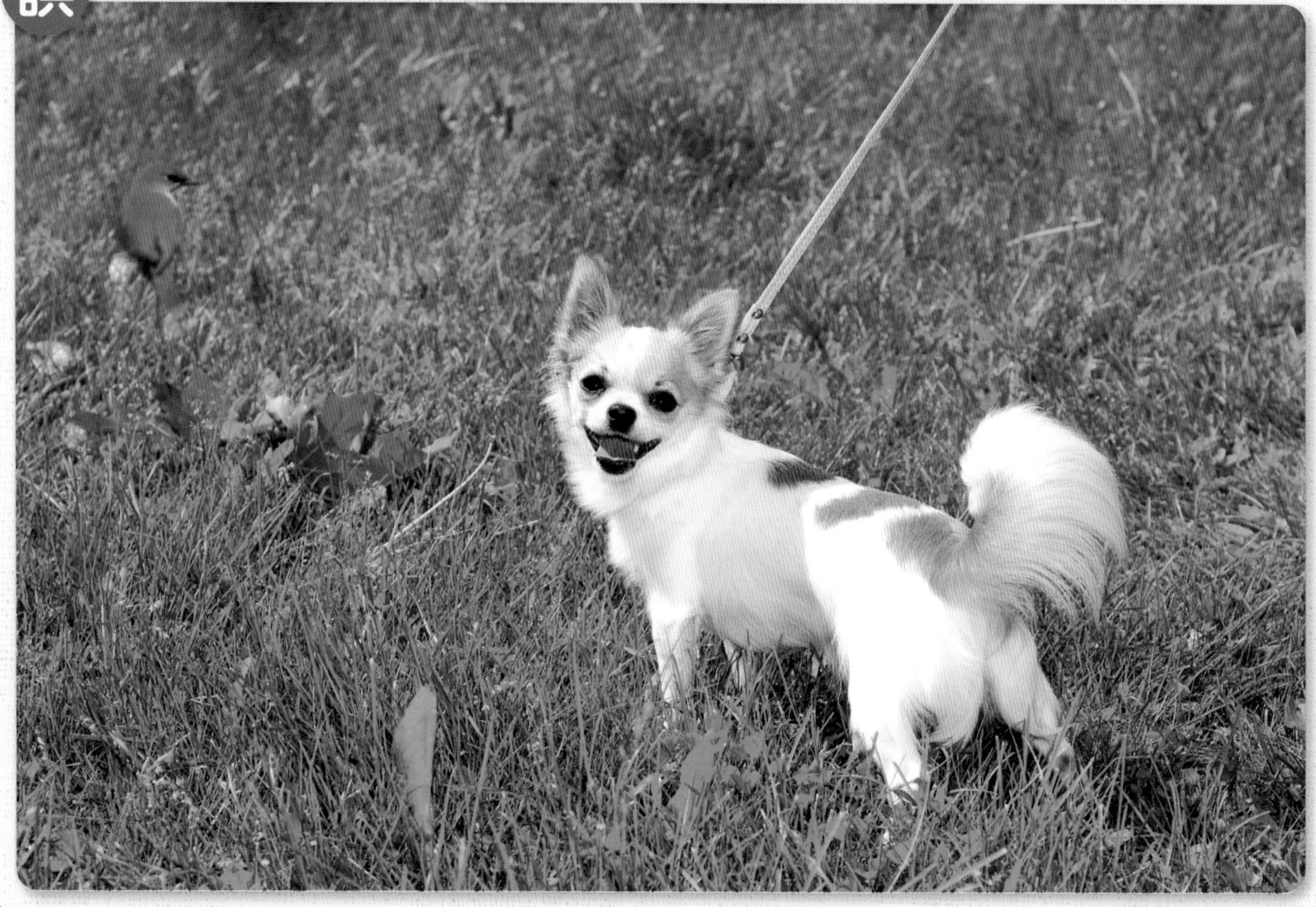

➡解答は69ページ

39 見守り犬

しーっ、しーっ。
ハムちゃん寝たところ

1分で見つけた数	個
全部見つけるまでの時間	分　秒

正

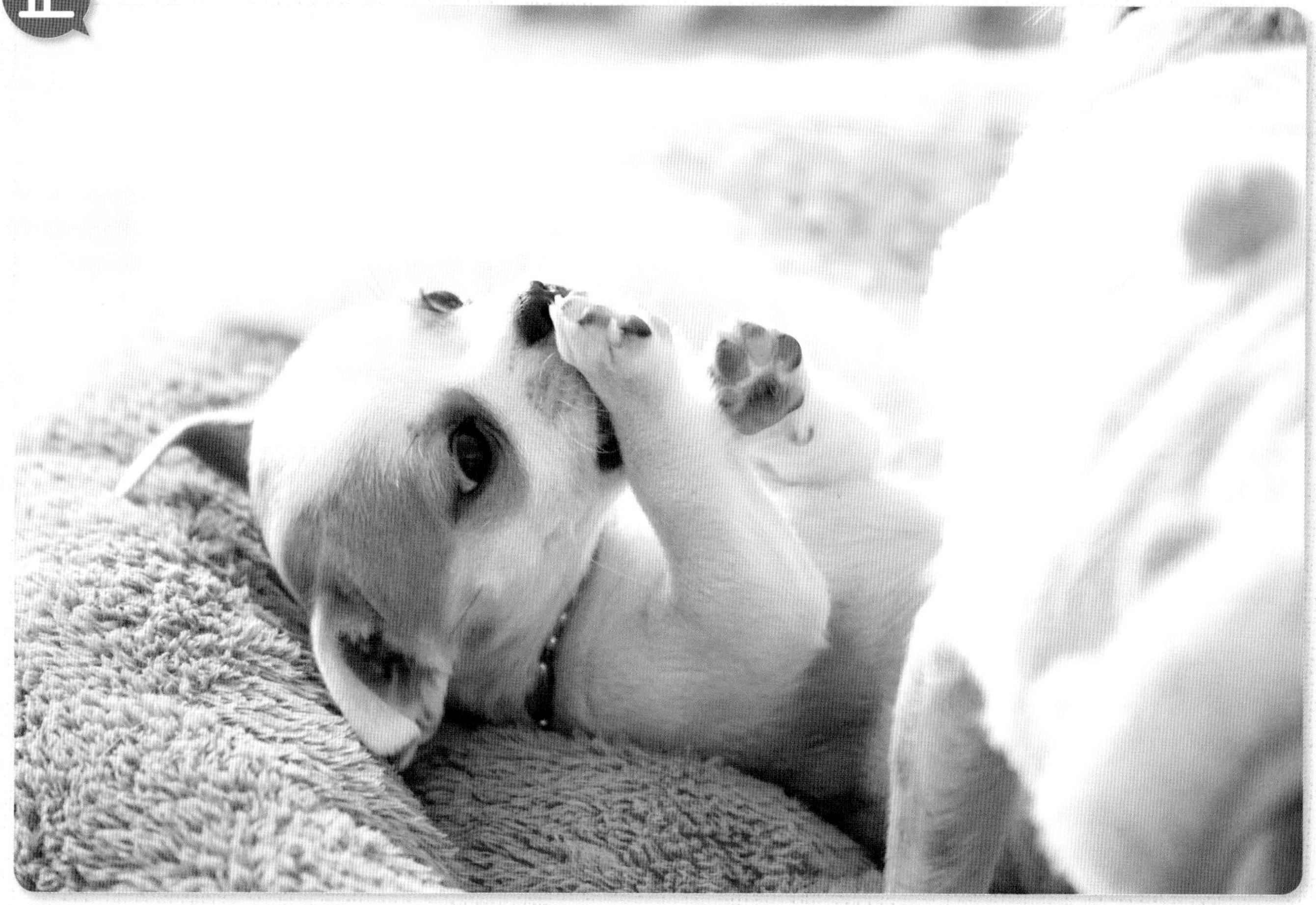

誤　まちがいは５つ。１分で探してわん。

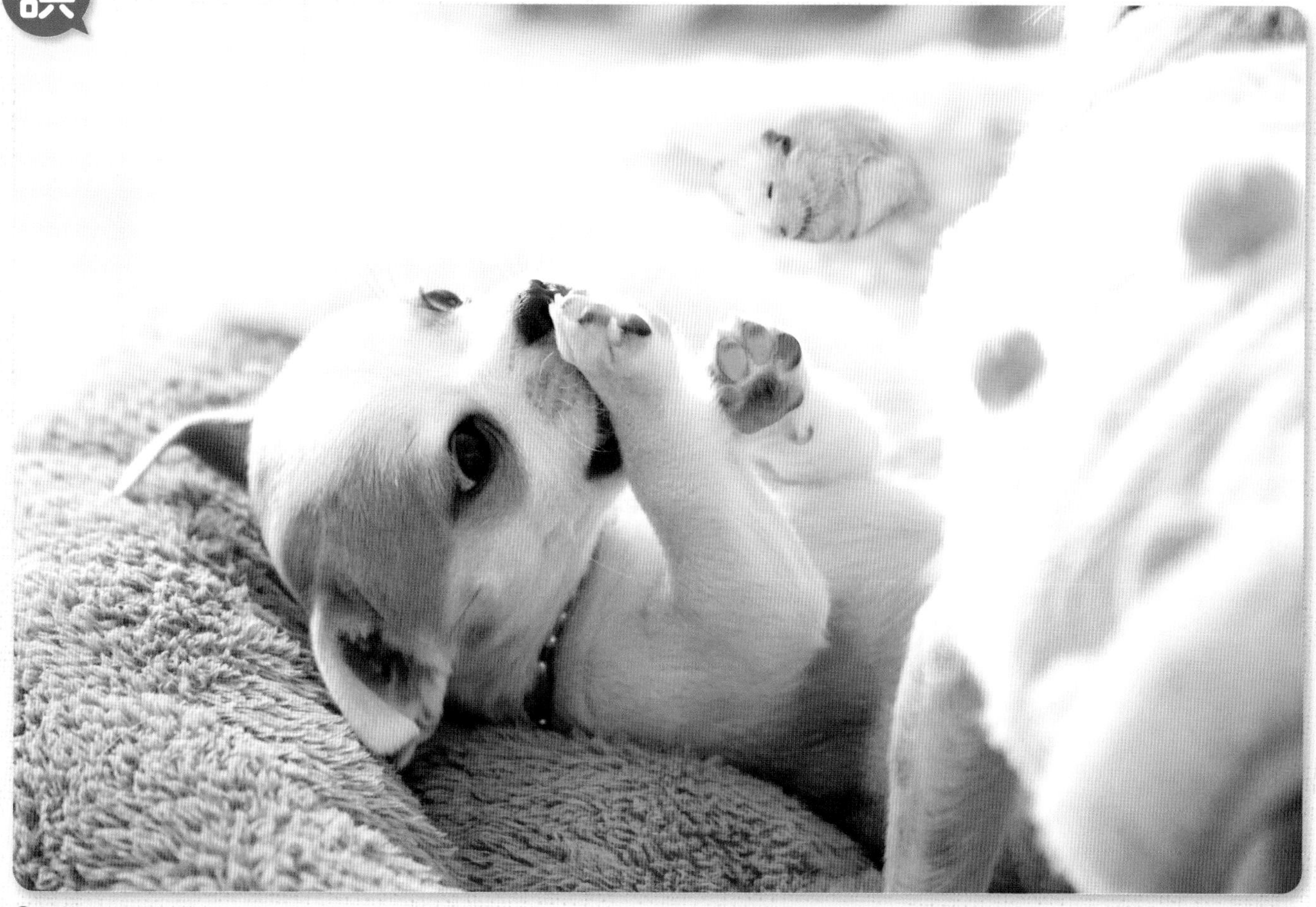

➡解答は69ページ

40 道案内犬

あ、銀行なら
まっすぐです

1分で見つけた数	個
全部見つけるまでの時間	分　秒

正

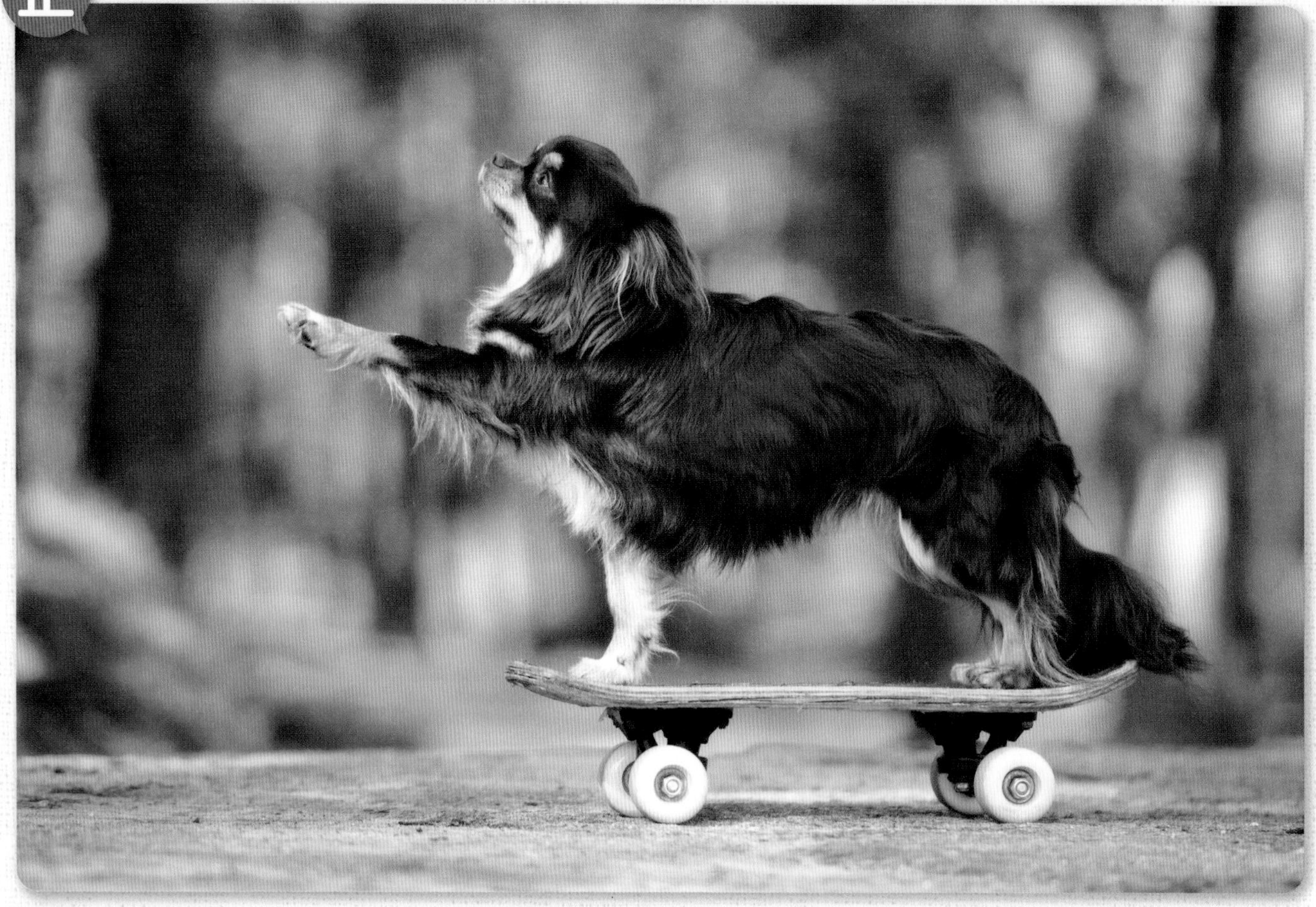

誤　まちがいは５つ。１分で探してわん。

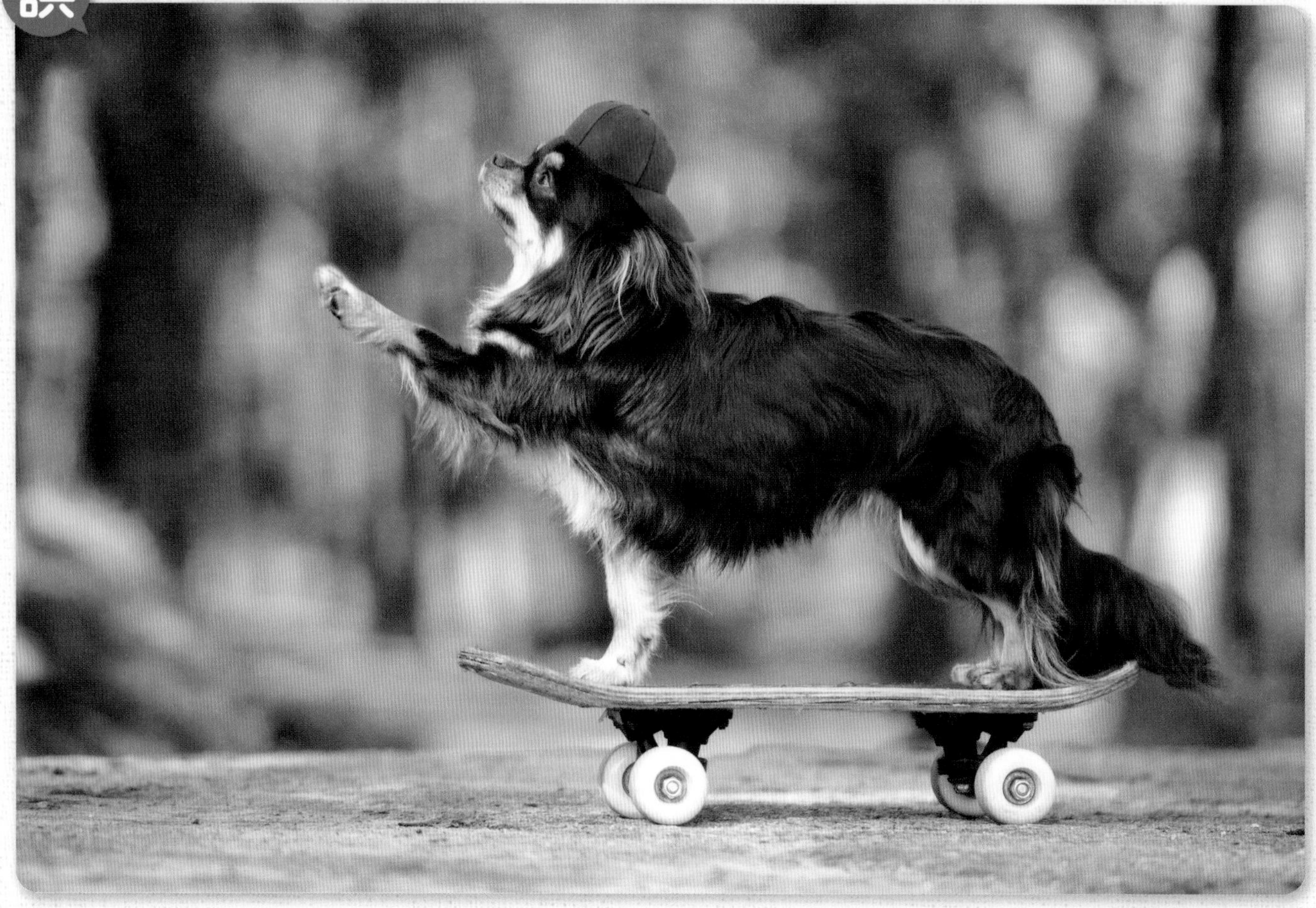

➡解答は69ページ

41 パイロット犬

まかせろ！
紙ヒコーキなら
飛ばしたことある

1分で見つけた数	個
全部見つけるまでの時間	分　秒

正

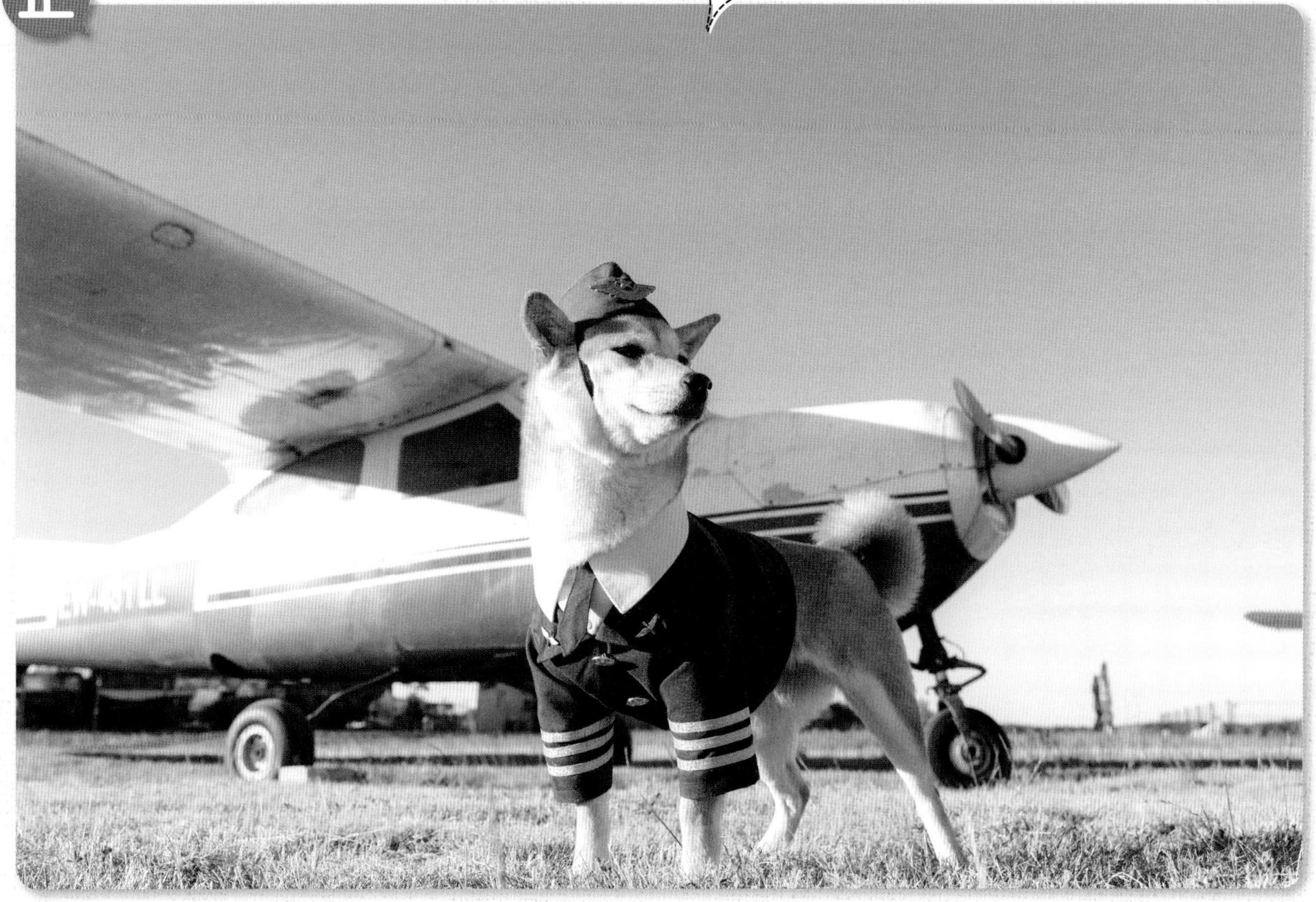

誤

まちがいは５つ。１分で探してわん。

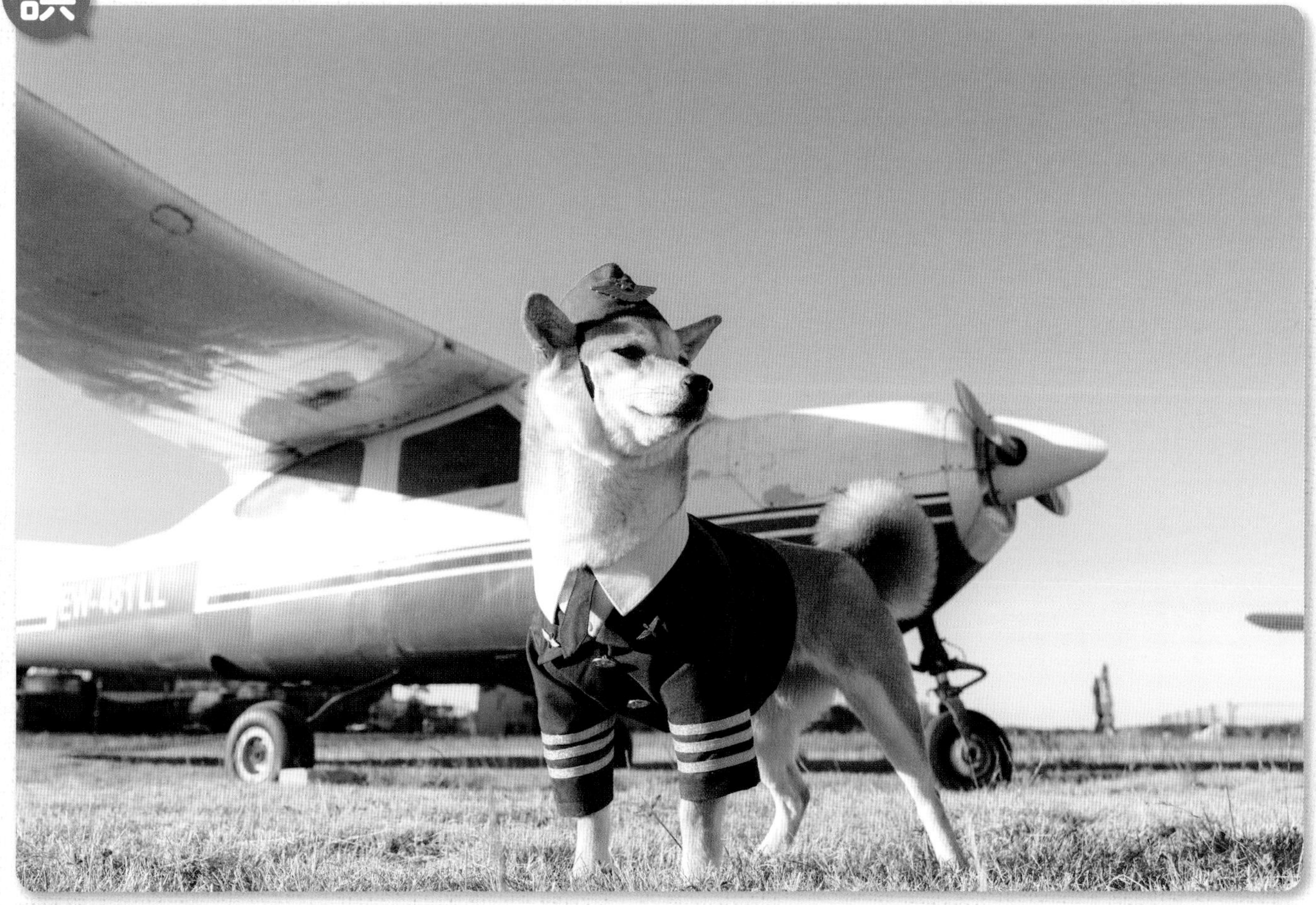

➡解答は69ページ

42 言い訳犬

懸垂してたら、
ご飯見えちゃったもんで……
ください

1分で見つけた数	個
全部見つけるまでの時間	分　秒

正

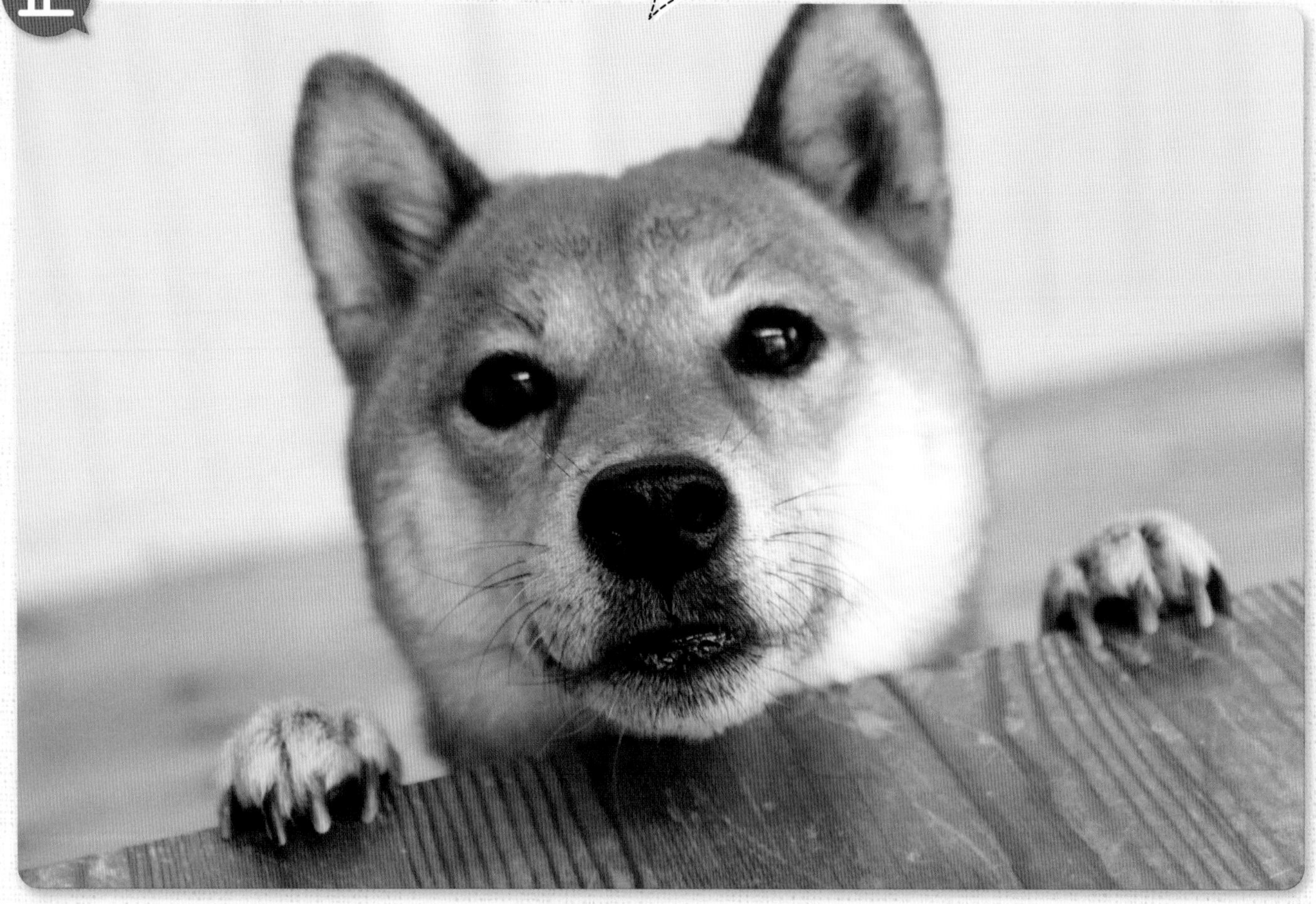

誤

まちがいは５つ。１分で探してわん。

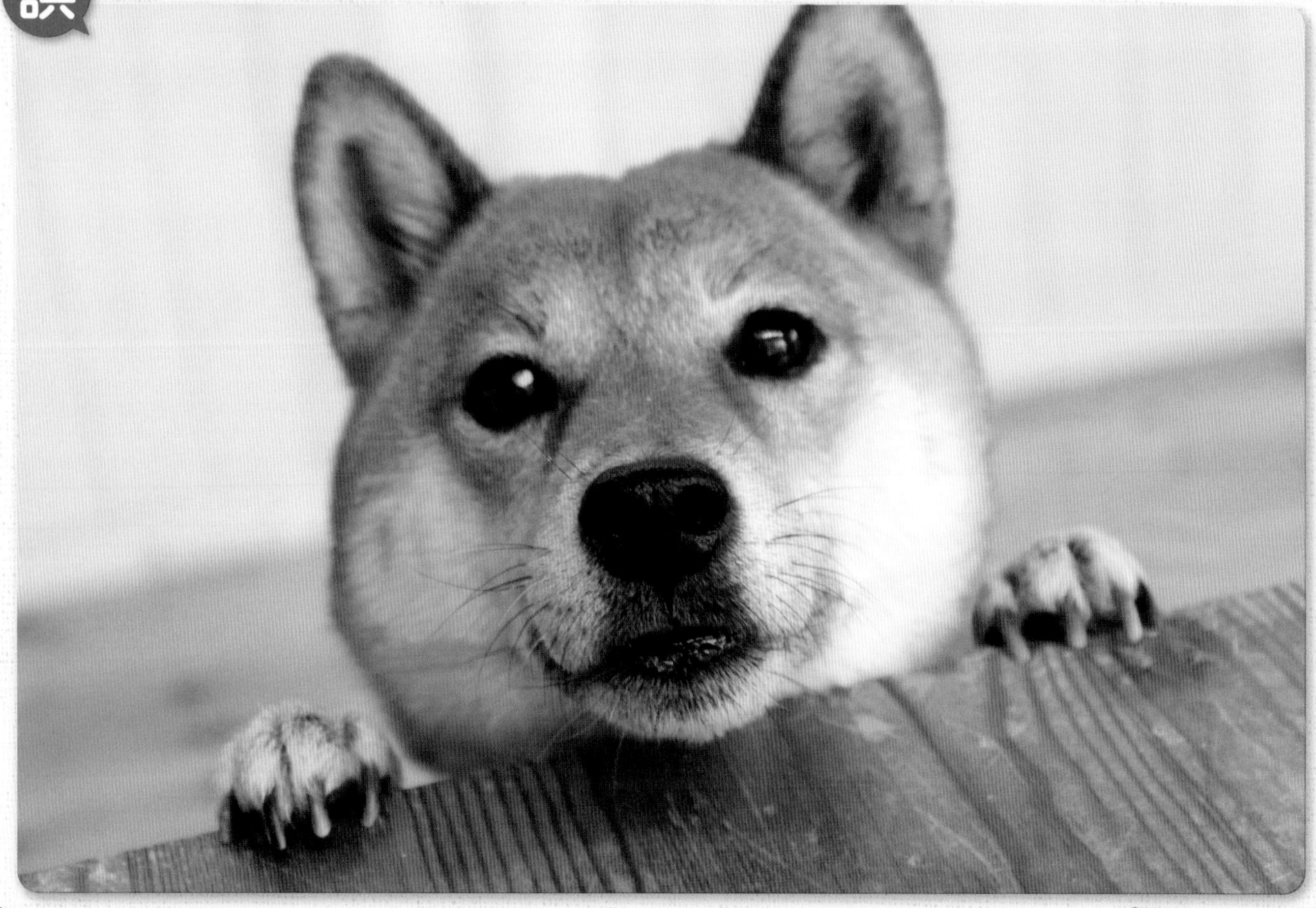

➡解答は69ページ

43 ドミノ倒し犬

1分で見つけた数	個
全部見つけるまでの時間	分　秒

正

なに？　ちょ　押しちゃ　だめ？

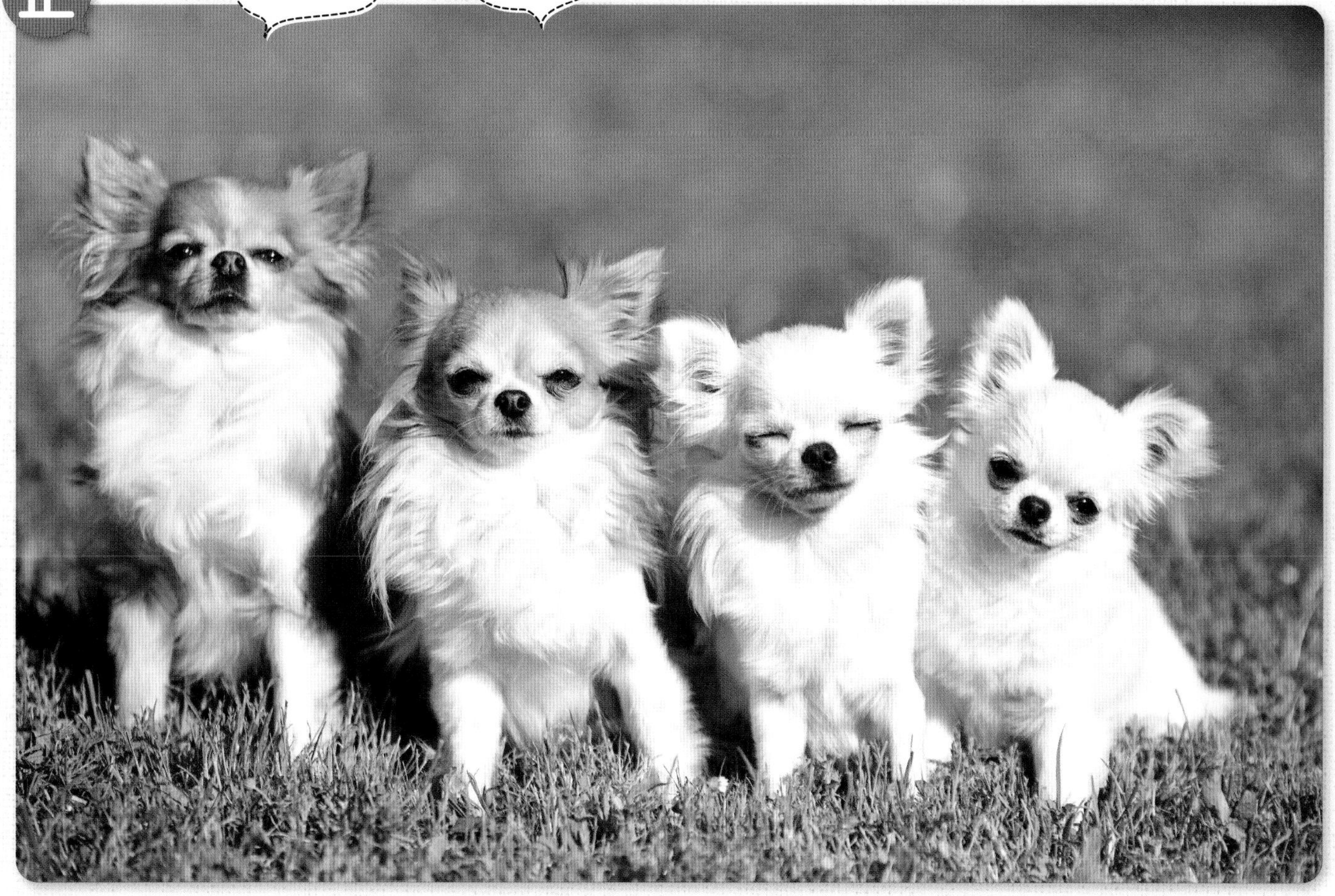

誤　まちがいは５つ。１分で探してわん。

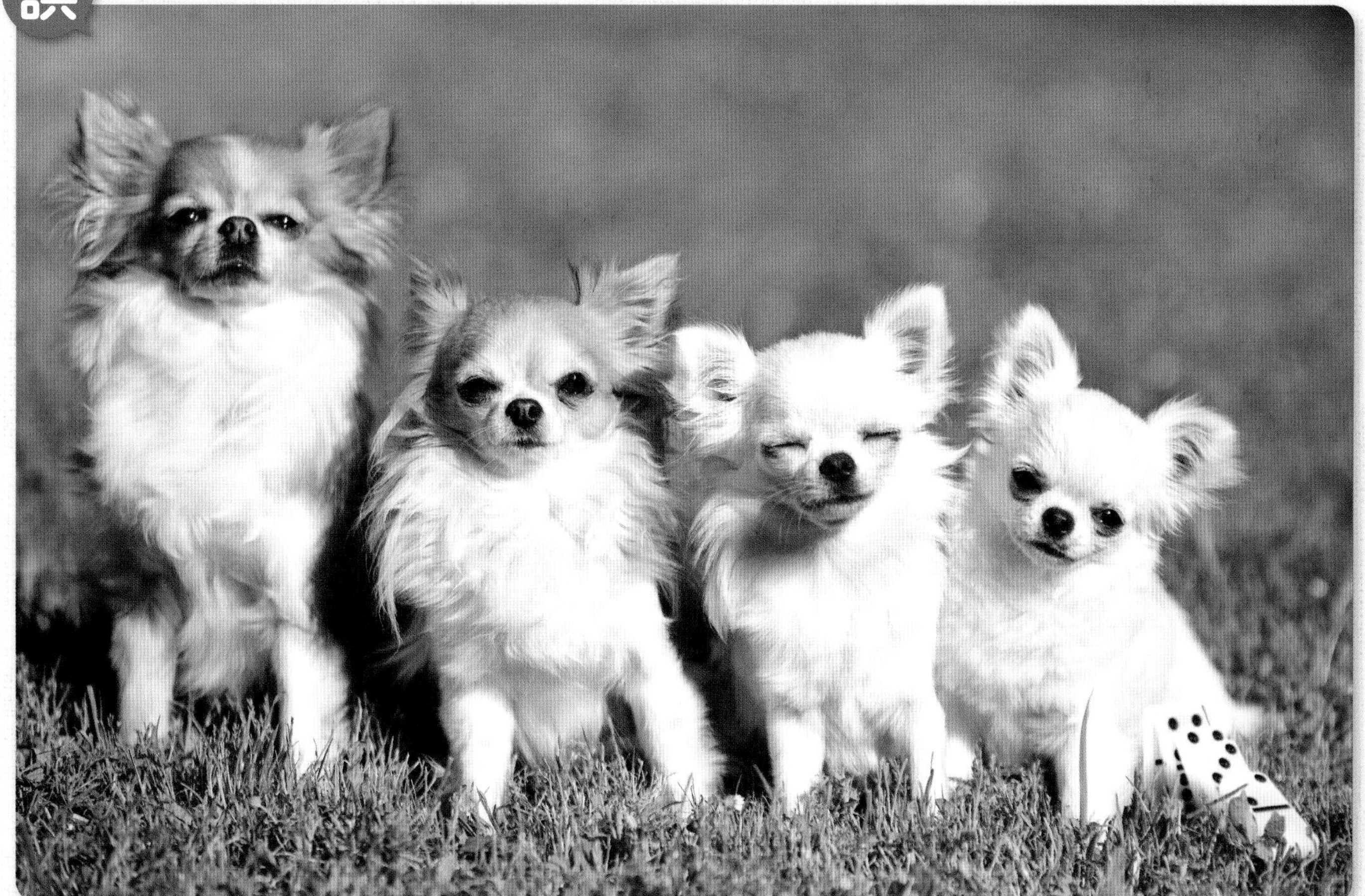

➡解答は69ページ

44 新入生犬

サクラ組さーん、
入園式の記念写真を撮りまーす

1分で見つけた数	個
全部見つけるまでの時間	分　秒

正

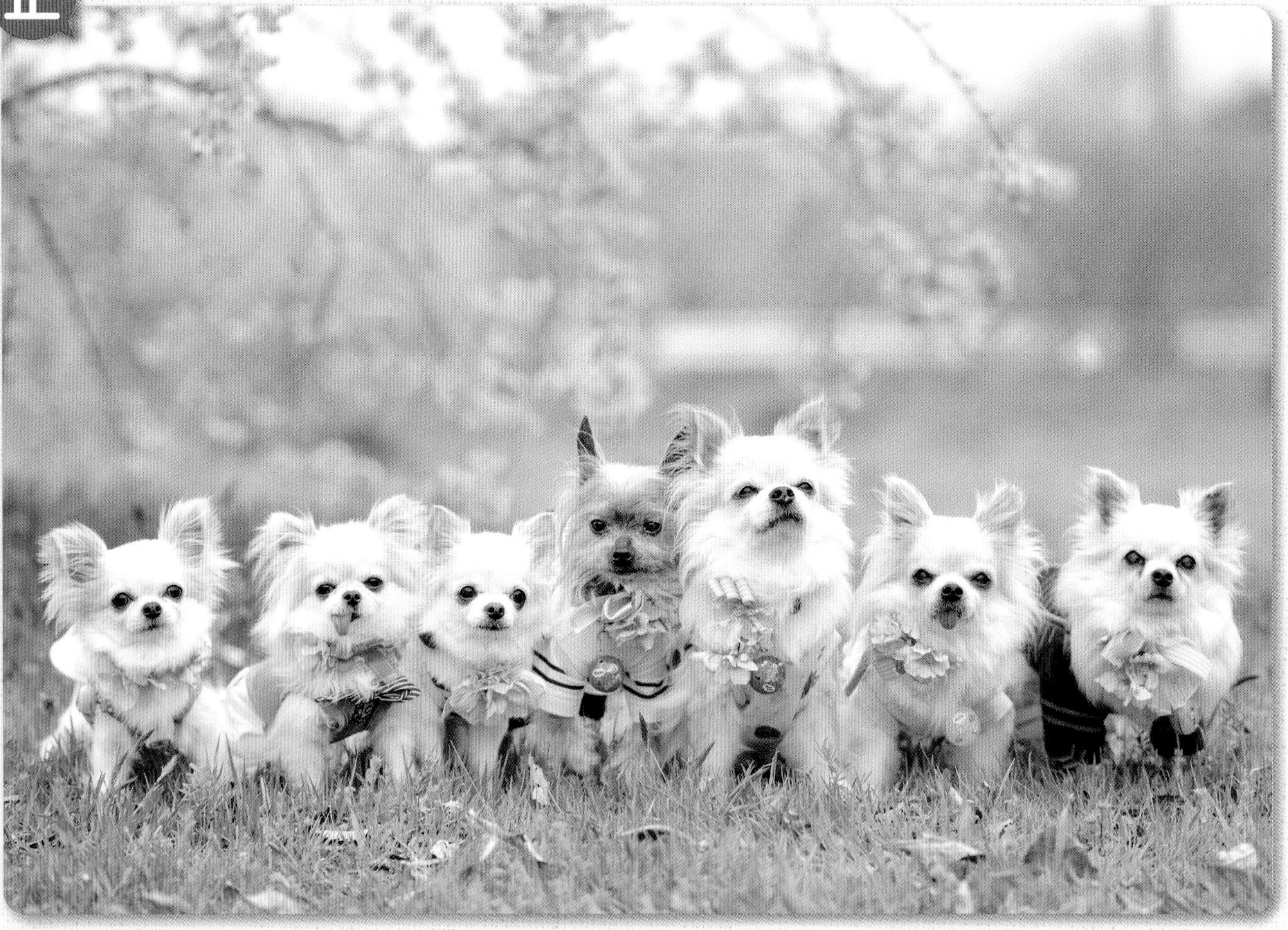

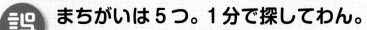

誤　まちがいは5つ。1分で探してわん。

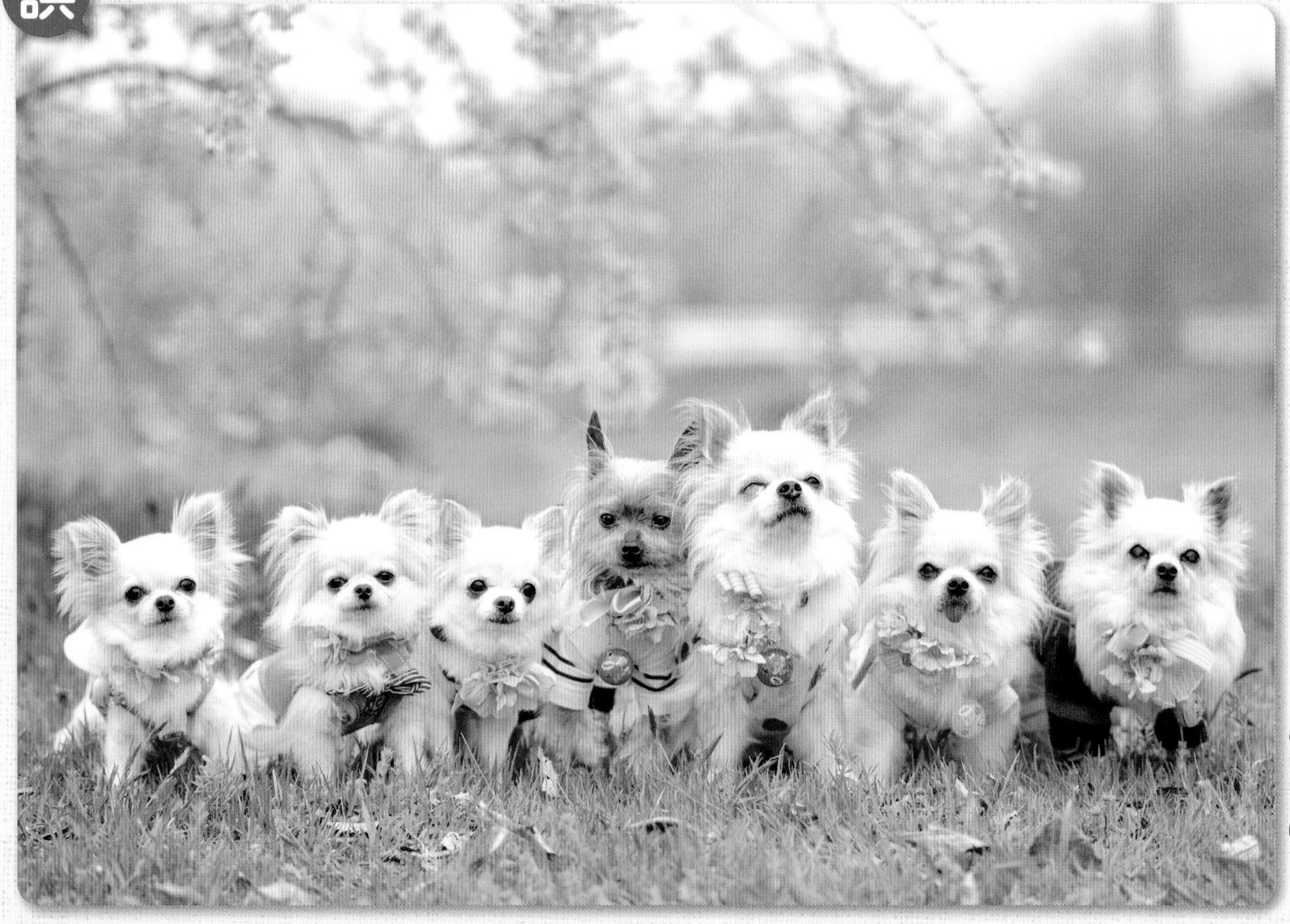

➡解答は69ページ

45 耳もと ささやき犬

ＡＩロボのくせに、
お手もできないのでちゅか？

1分で見つけた数	個
全部見つけるまでの時間	分　秒

正

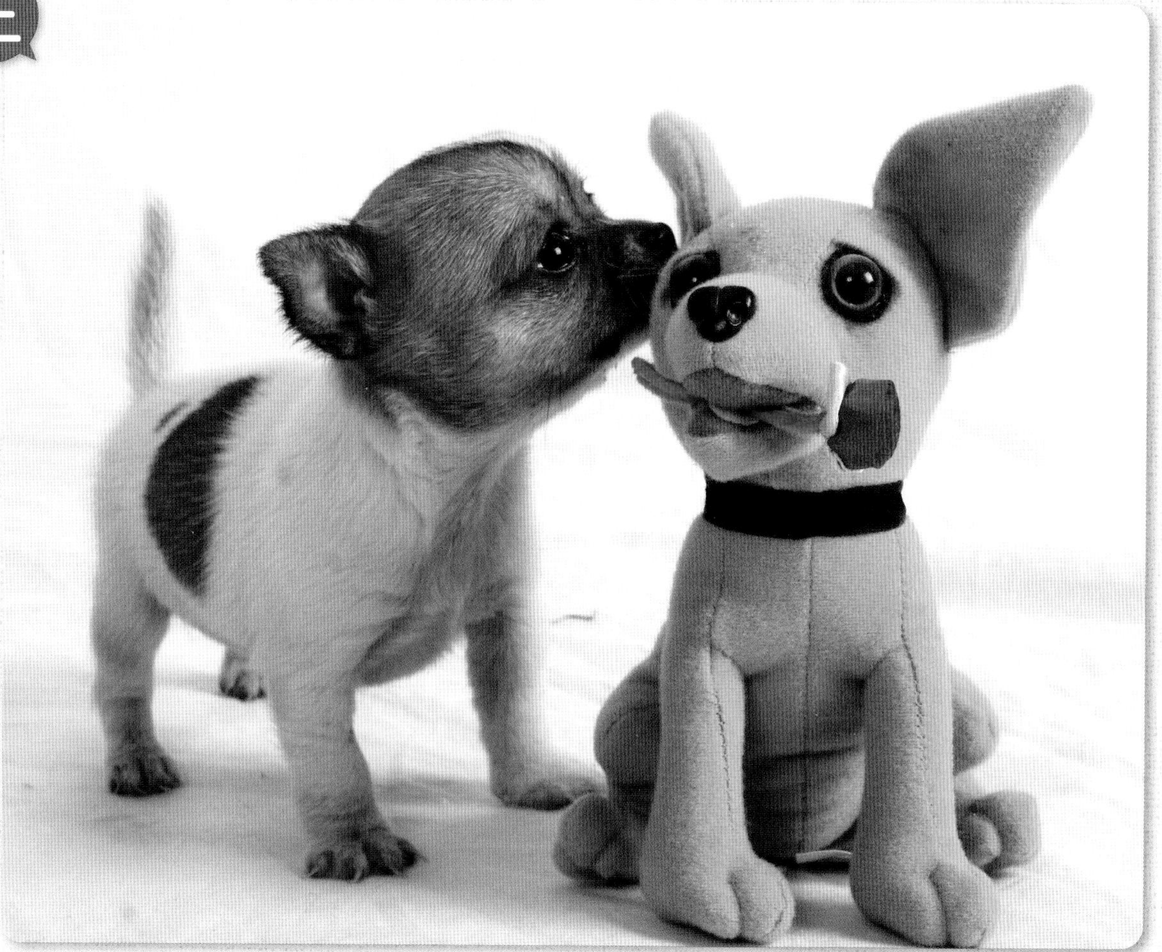

誤

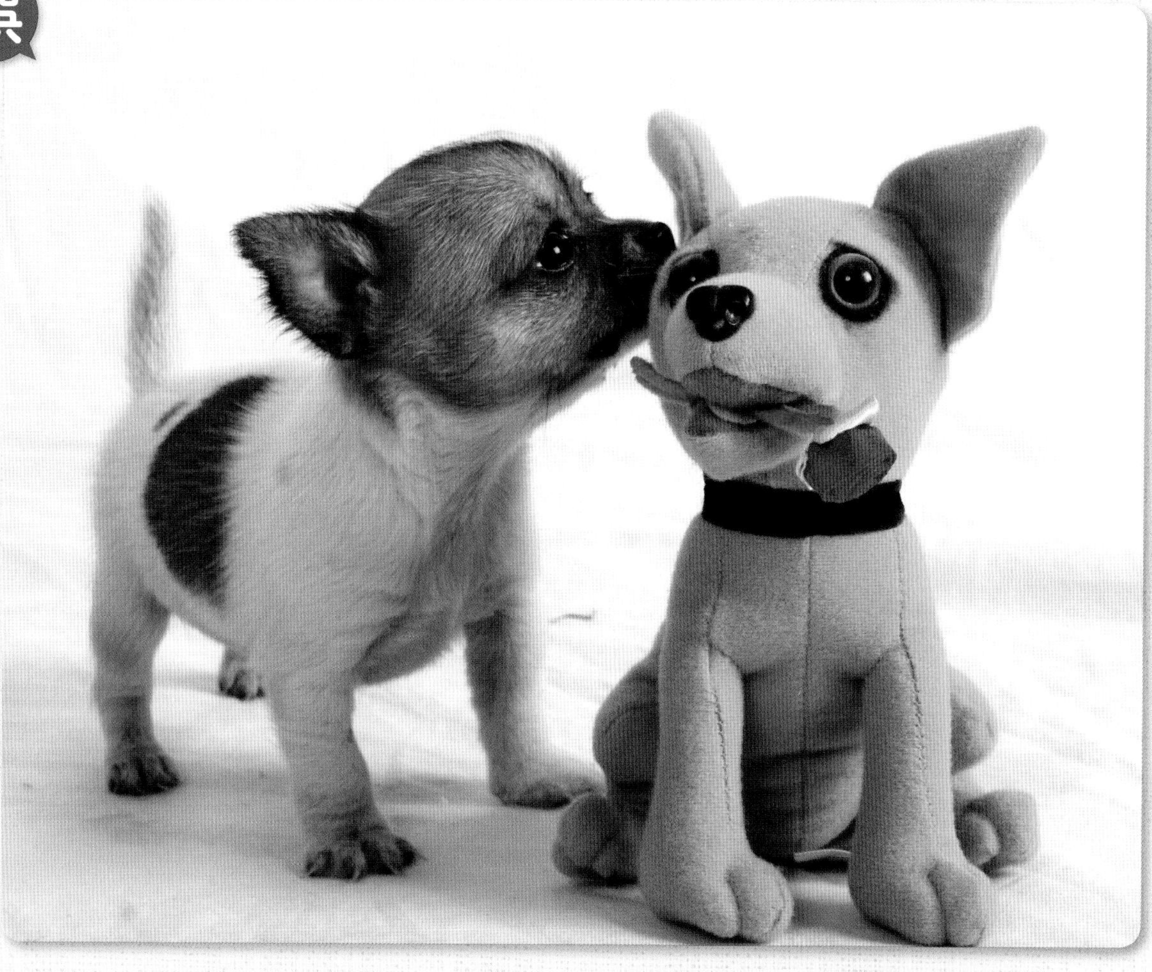

まちがいは5つ。1分で探してわん。

➡解答は69ページ

46 足湯犬

オレなら、
全身浸かれそうだな

1分で見つけた数	個
全部見つけるまでの時間	分　秒

正

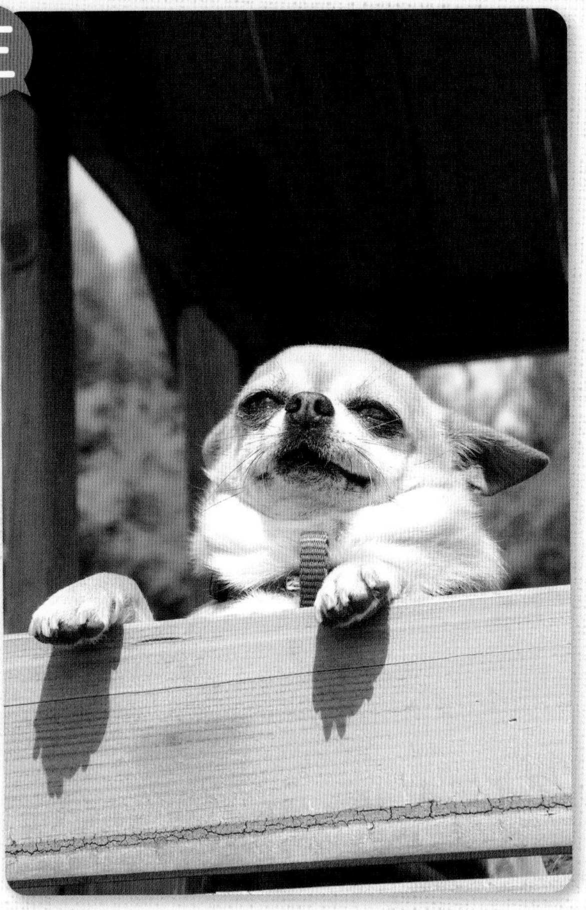

誤

まちがいは5つ。1分で探してわん。

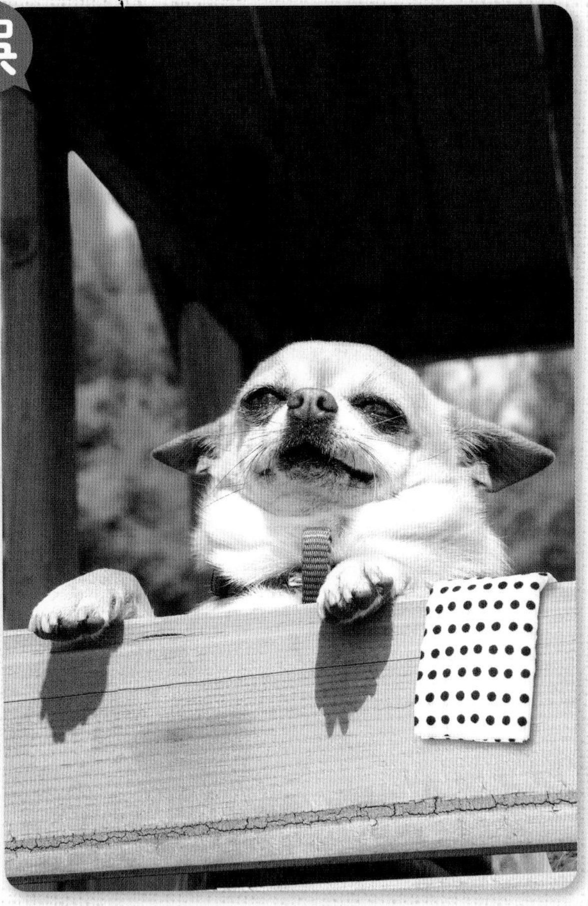

➡解答は70ページ

47 お怒り犬

あんなにウケたのに、
座布団１枚ですかっ!?

1分で見つけた数	個
全部見つけるまでの時間	分　秒

正

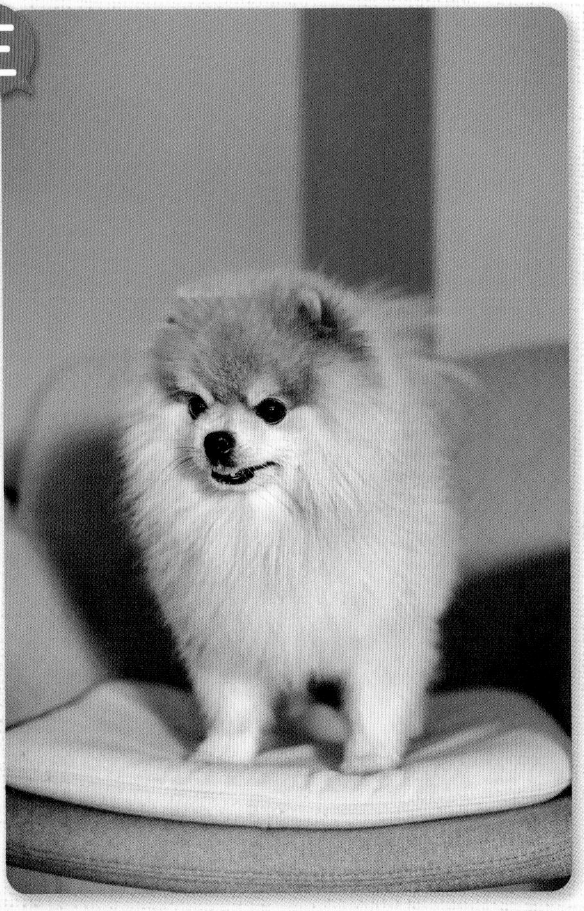

誤

まちがいは5つ。1分で探してわん。

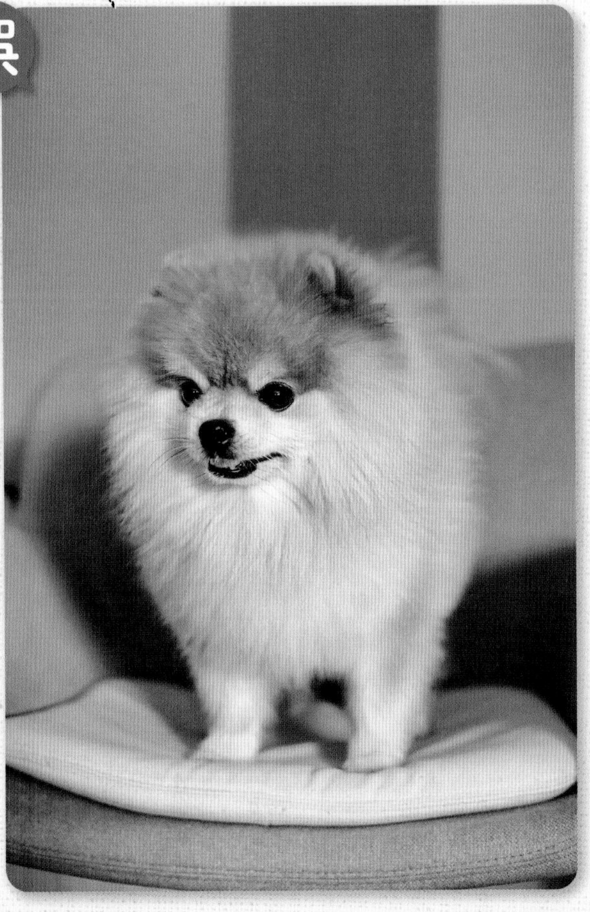

➡解答は70ページ

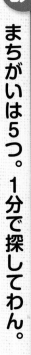

48 ヘリコプター犬

これで本当に飛べるの？
首とかキュッてなんない？

1分で見つけた数	個
全部見つけるまでの時間	分　秒

正

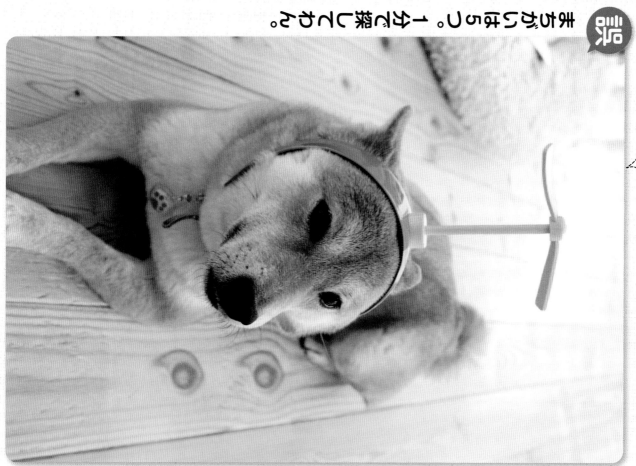

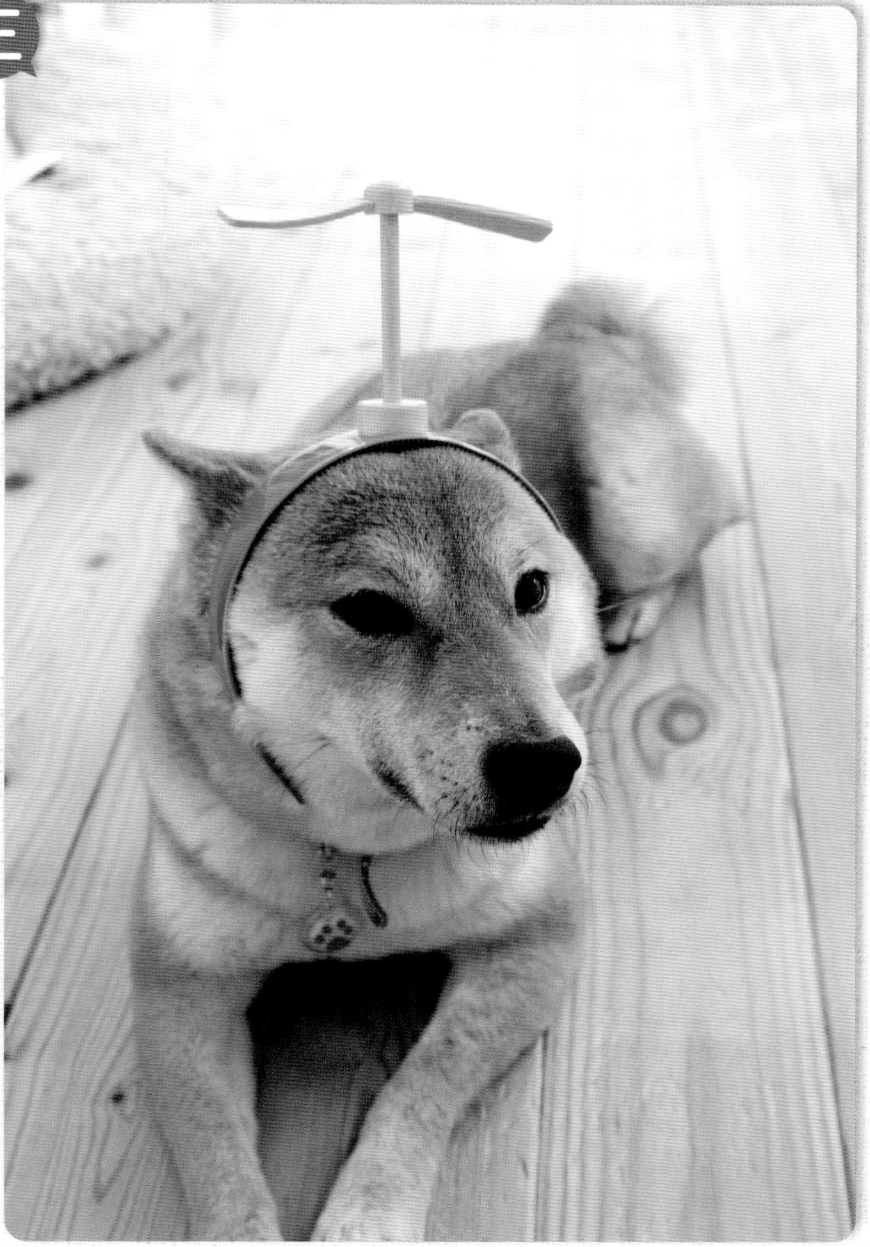

誤

まちがいは5つ。1分で探してわん。

➡解答は70ページ

49 決着犬

今日こそどっちが
小回り利くか、
勝負だっ

望むところよ！

1分で見つけた数	個
全部見つけるまでの時間	分　秒

正

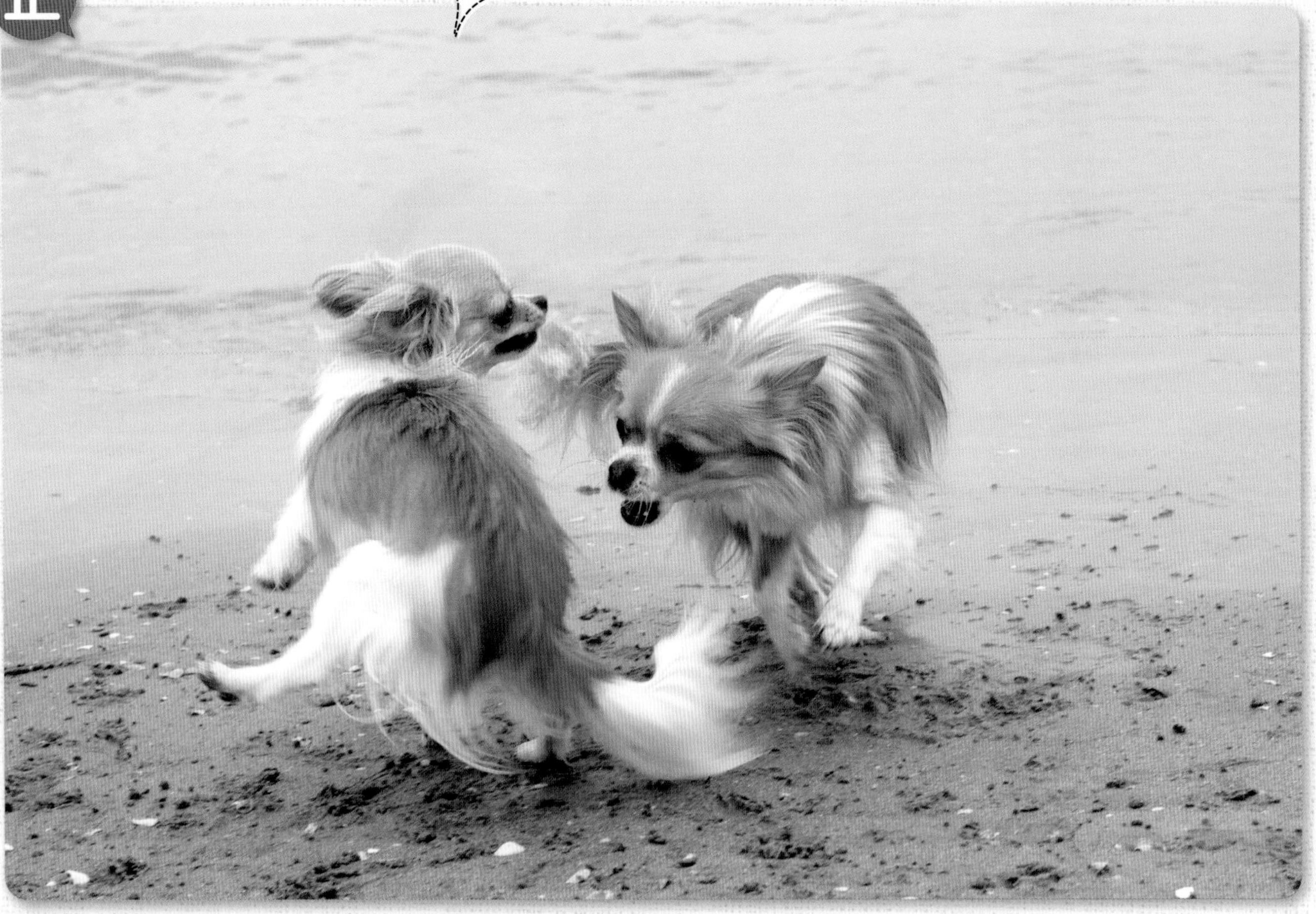

誤 まちがいは５つ。１分で探してわん。

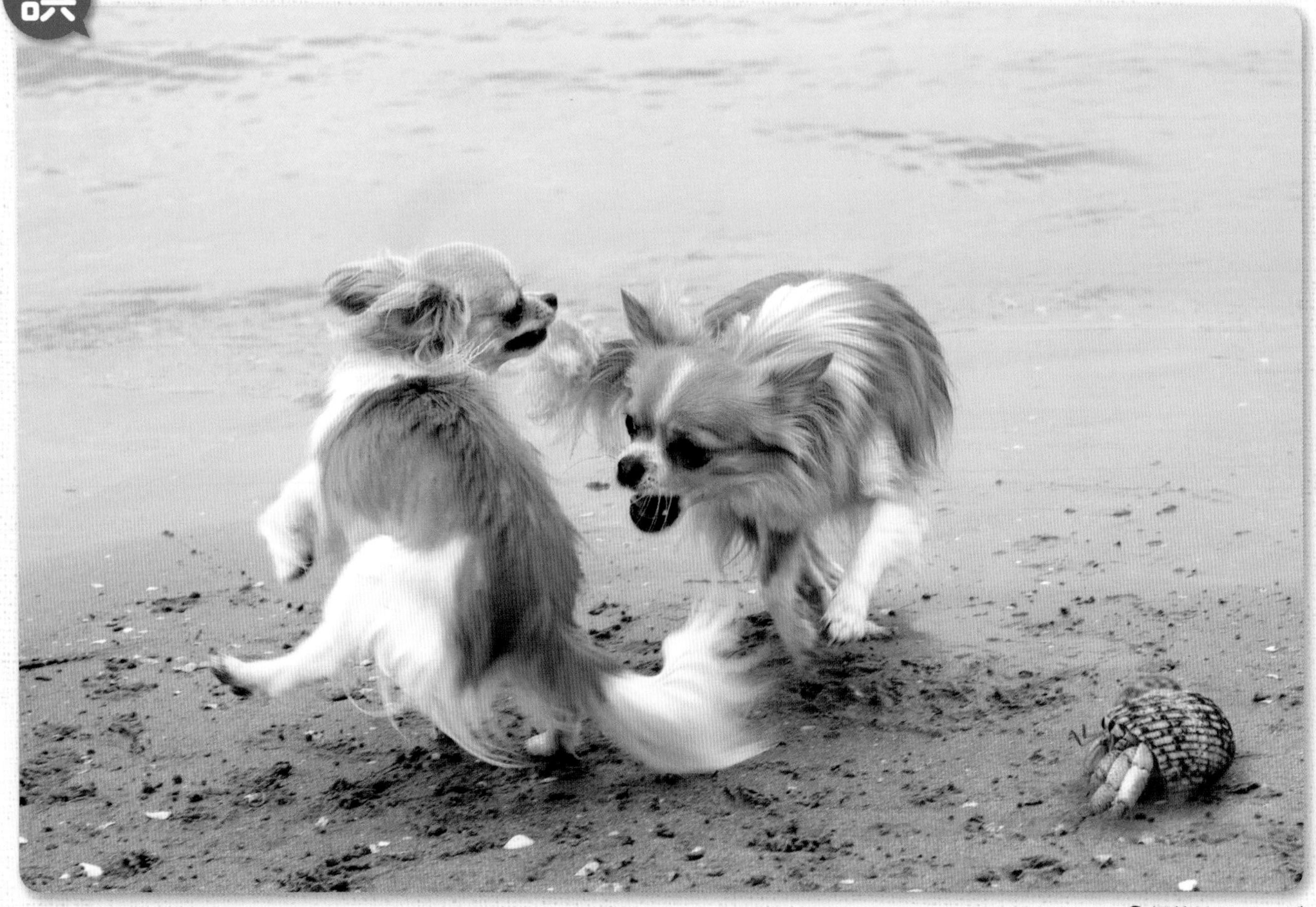

➡解答は70ページ

50 あざとい犬

この笑顔で、
たいていのことは
乗り切れるんスよ

1分で見つけた数	個
全部見つけるまでの時間	分　秒

正

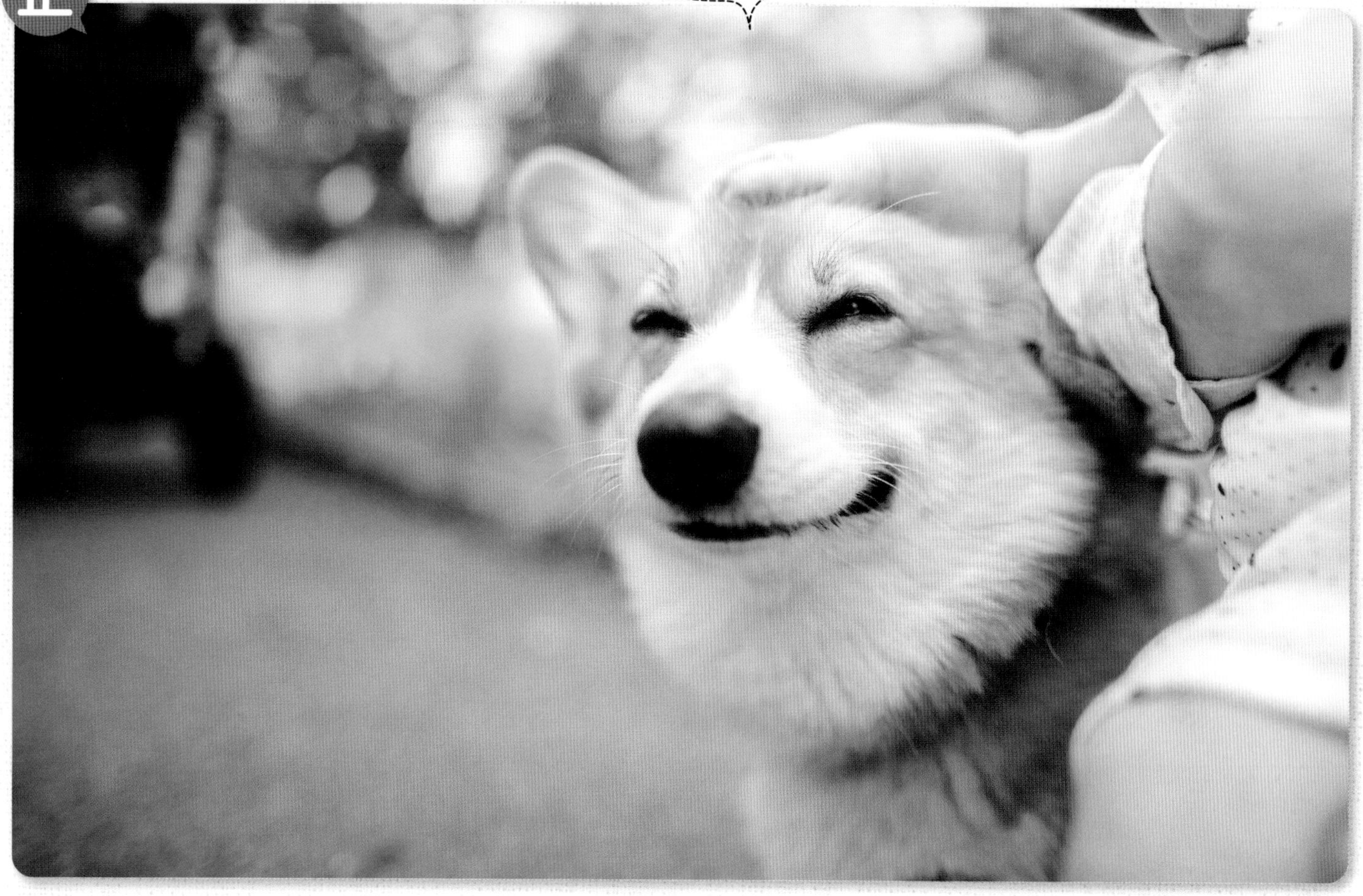

誤　まちがいは５つ。１分で探してわん。

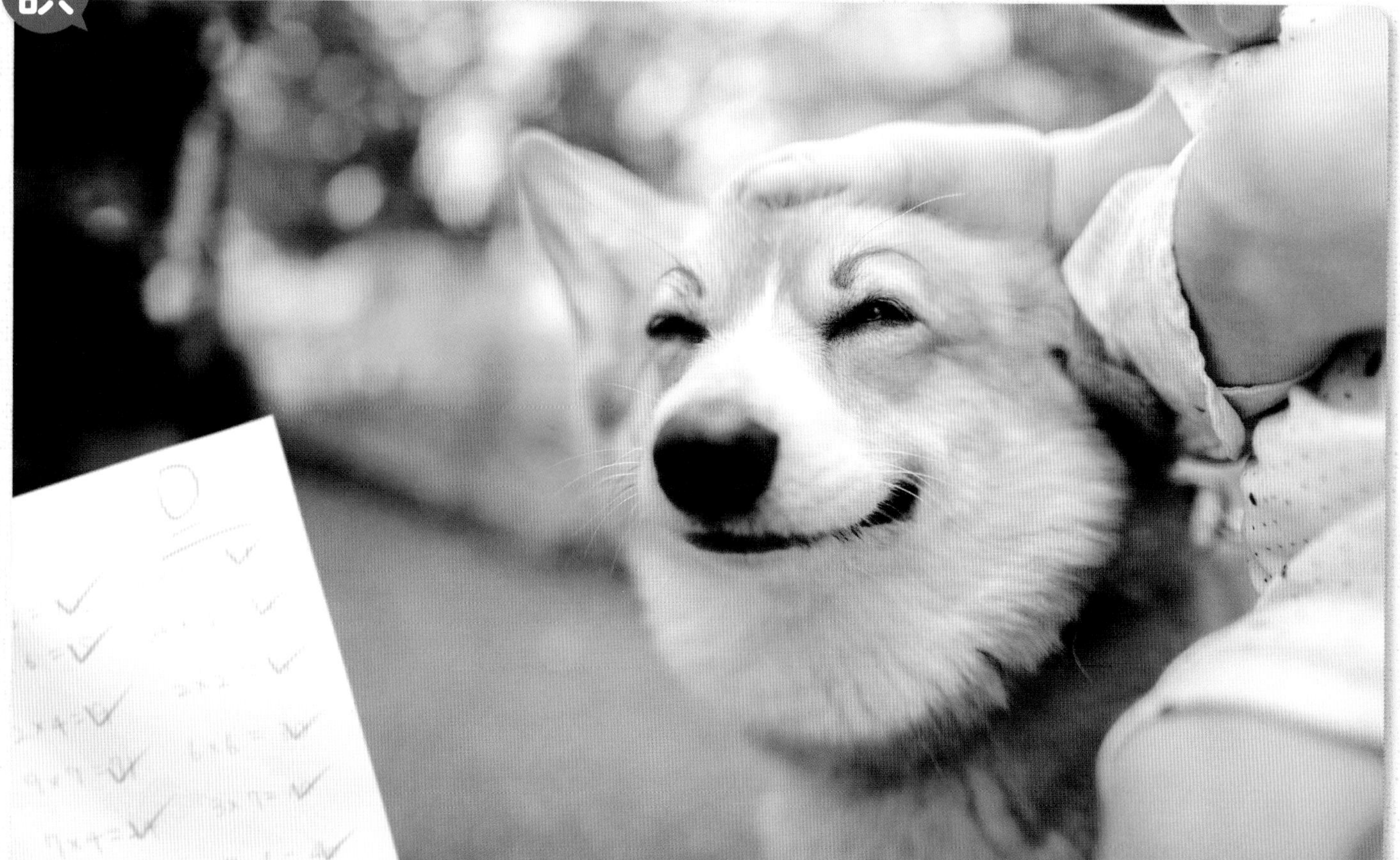

➡解答は70ページ

51 激シブ犬

りりしいお方……

帰り道、忘れた……

1分で見つけた数	個
全部見つけるまでの時間	分　秒

正

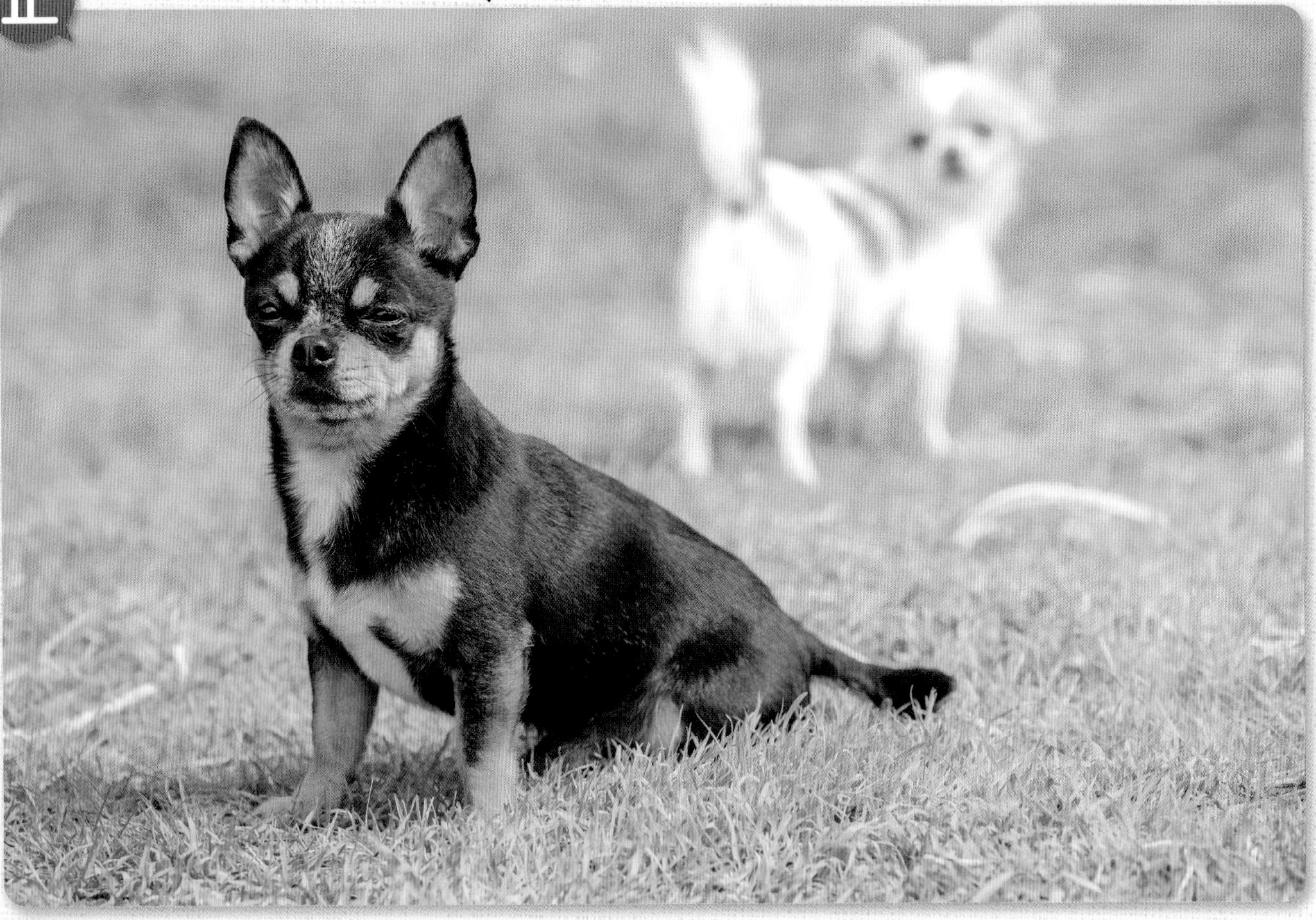

誤

まちがいは5つ。1分で探してわん。

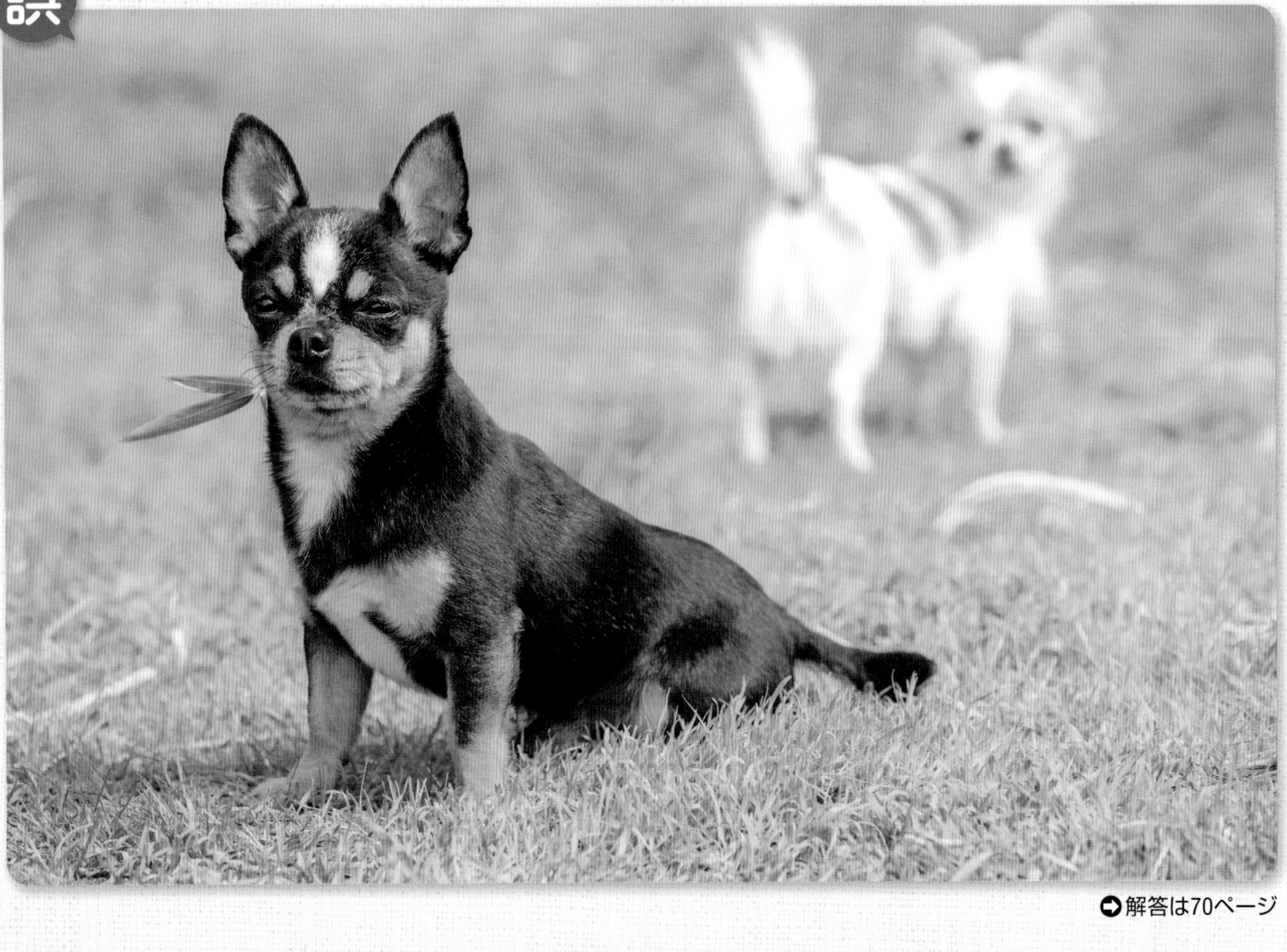

➡解答は70ページ

52 障子犬

ごんぬずばーっ

1分で見つけた数	個
全部見つけるまでの時間	分　秒

正

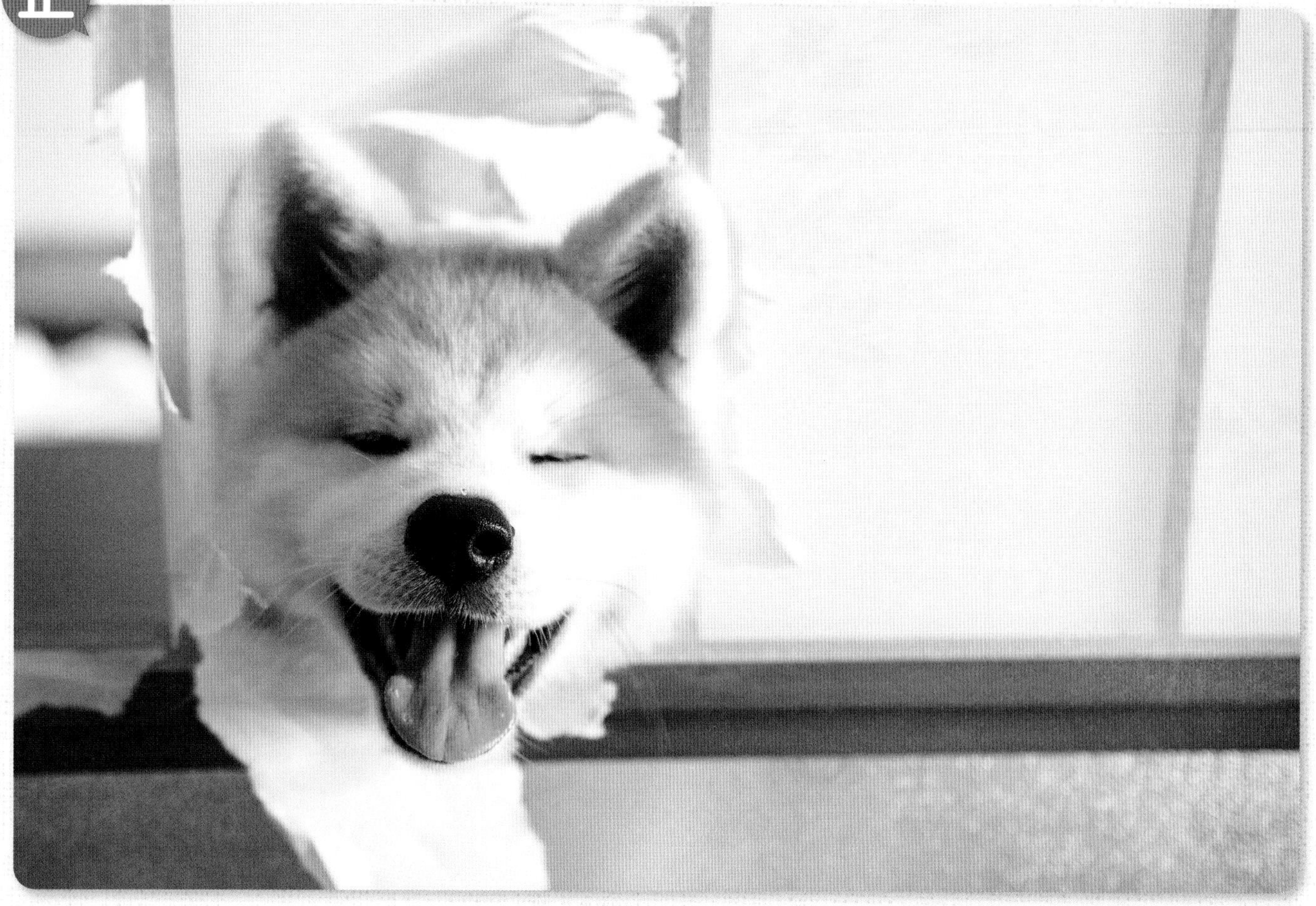

誤

まちがいは５つ。１分で探してわん。

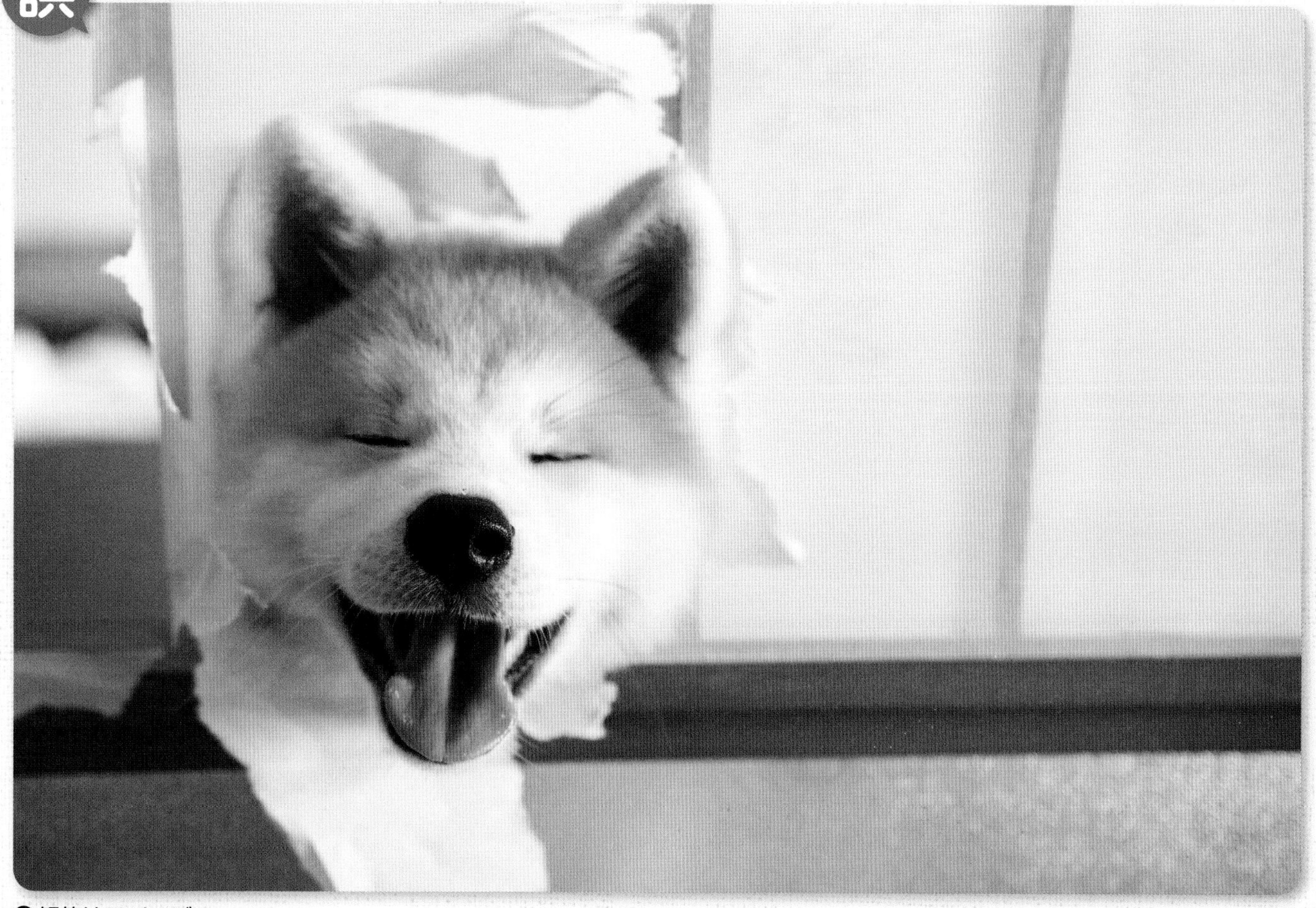

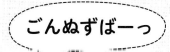

➡解答は70ページ

53 ホームドア犬

まだ、
乗れる？

かけ込み乗車は、
おやめください

1分で見つけた数	個
全部見つけるまでの時間	分　秒

正

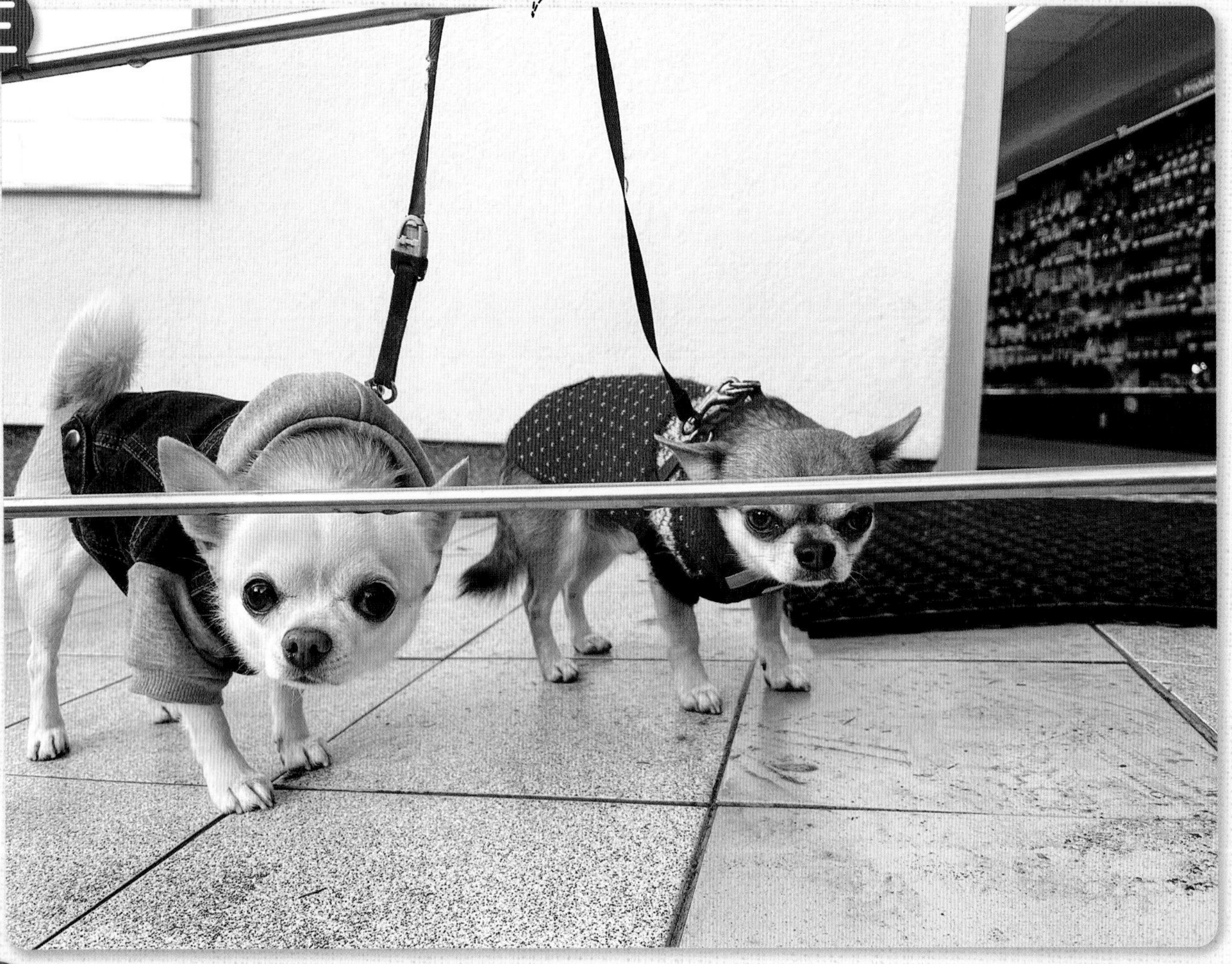

誤

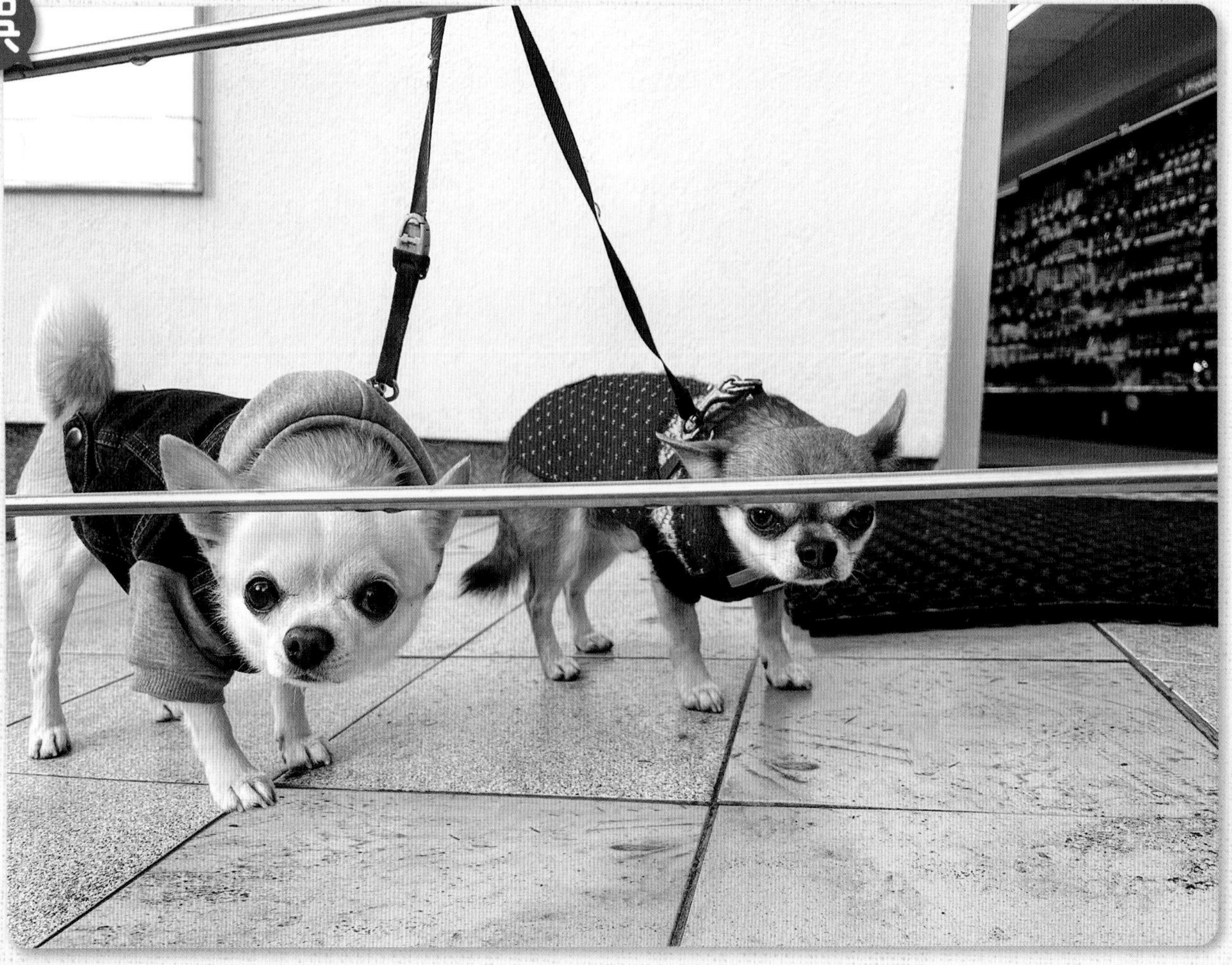

まちがいは5つ。1分で探してわん。

➡解答は71ページ

54 地元犬

どっから来たん？
案内したろか

1分で見つけた数	個
全部見つけるまでの時間	分　秒

正

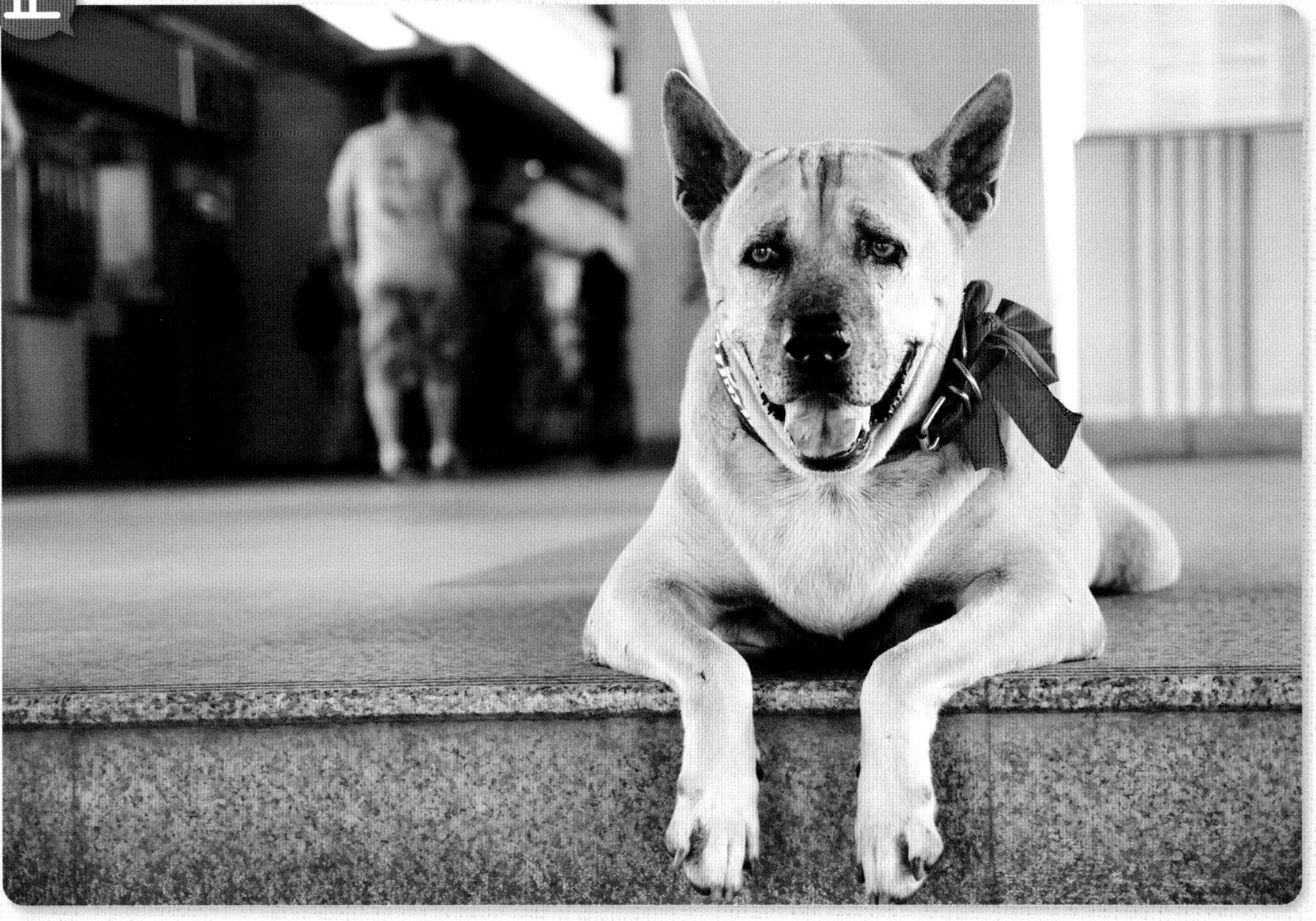

誤

まちがいは5つ。1分で探してわん。

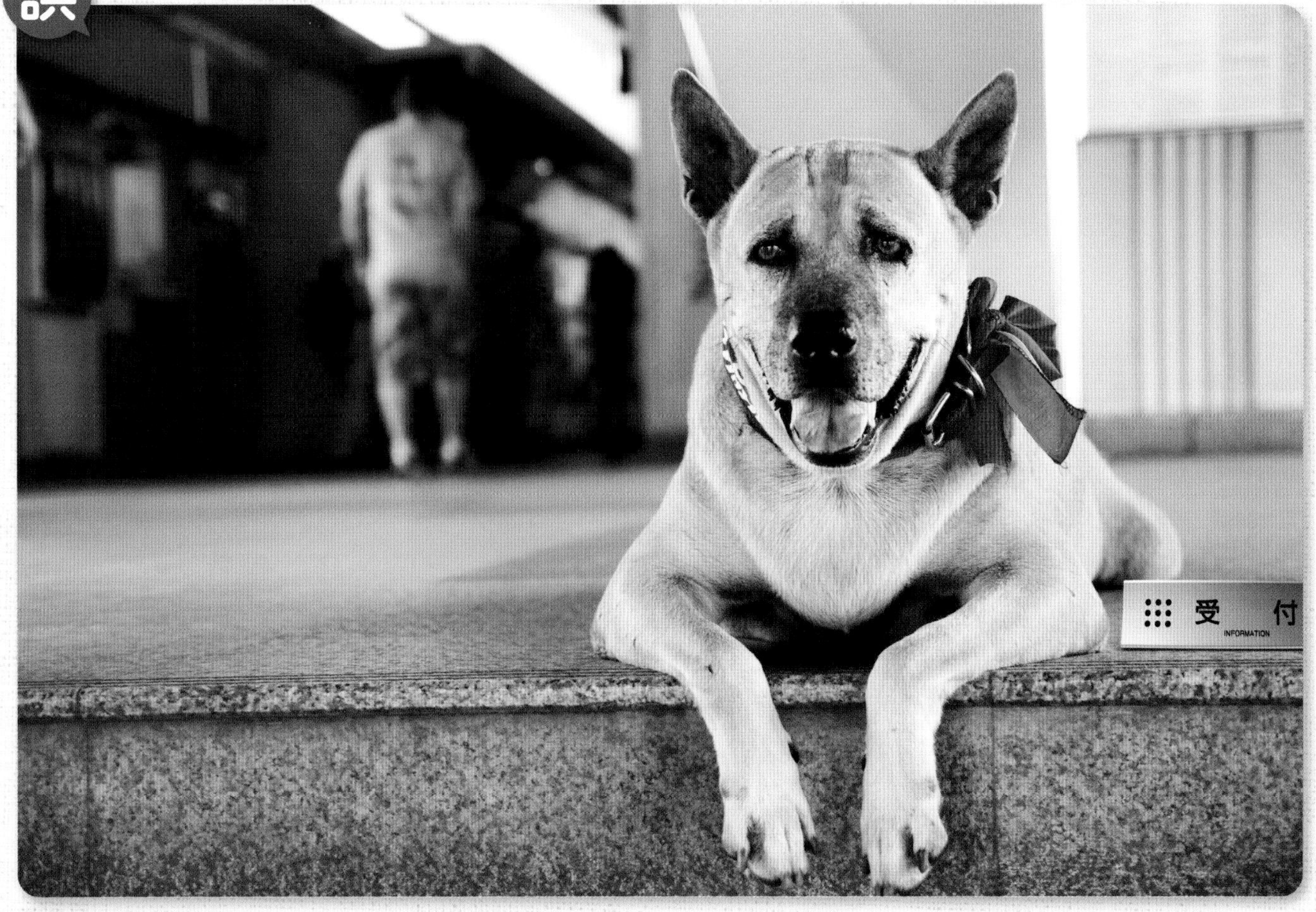

➡解答は71ページ

55 ワープ犬

危険を知らせに、
時空を超えてきましたっ

1分で見つけた数	個
全部見つけるまでの時間	分　秒

正

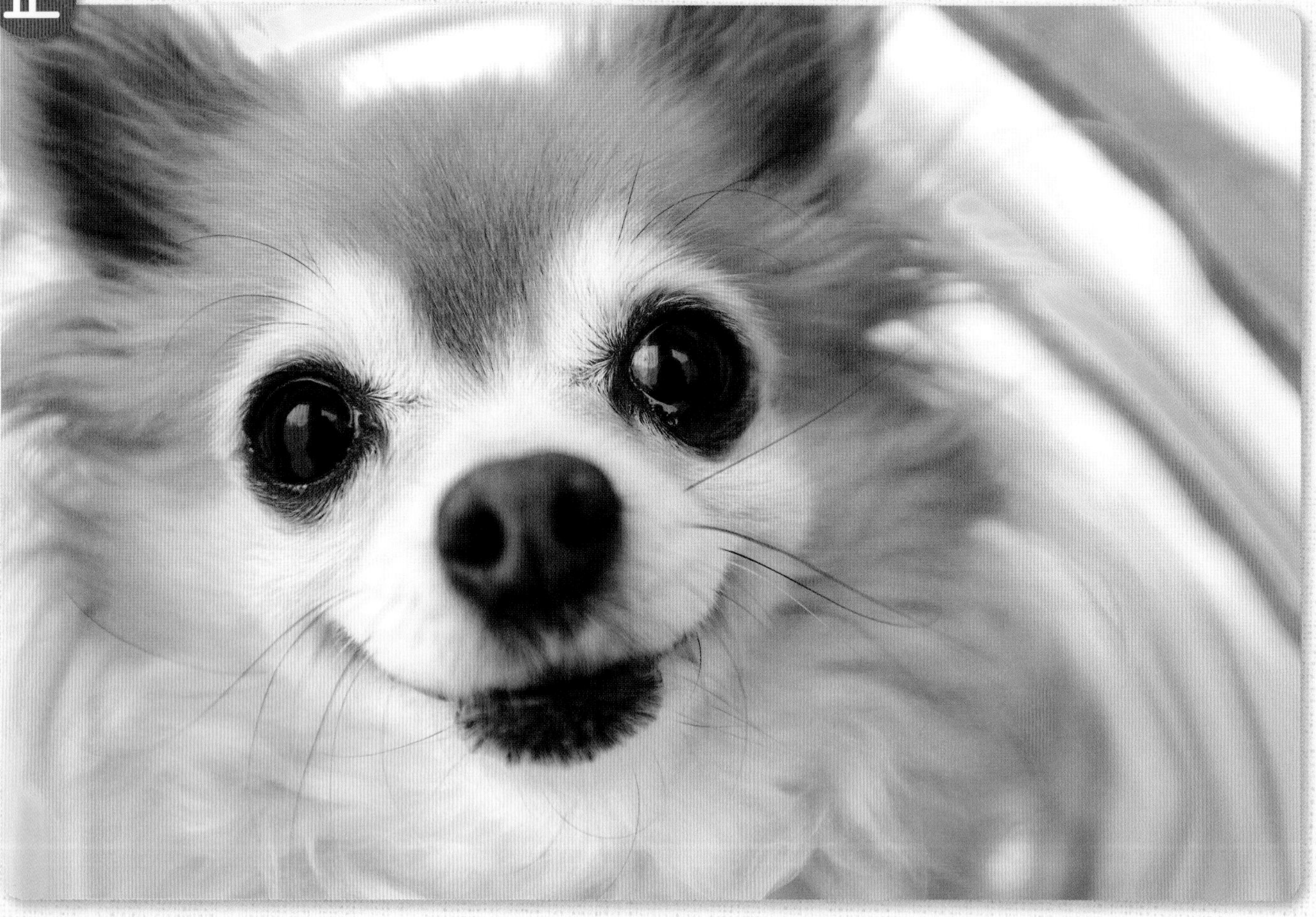

誤　まちがいは５つ。１分で探してわん。

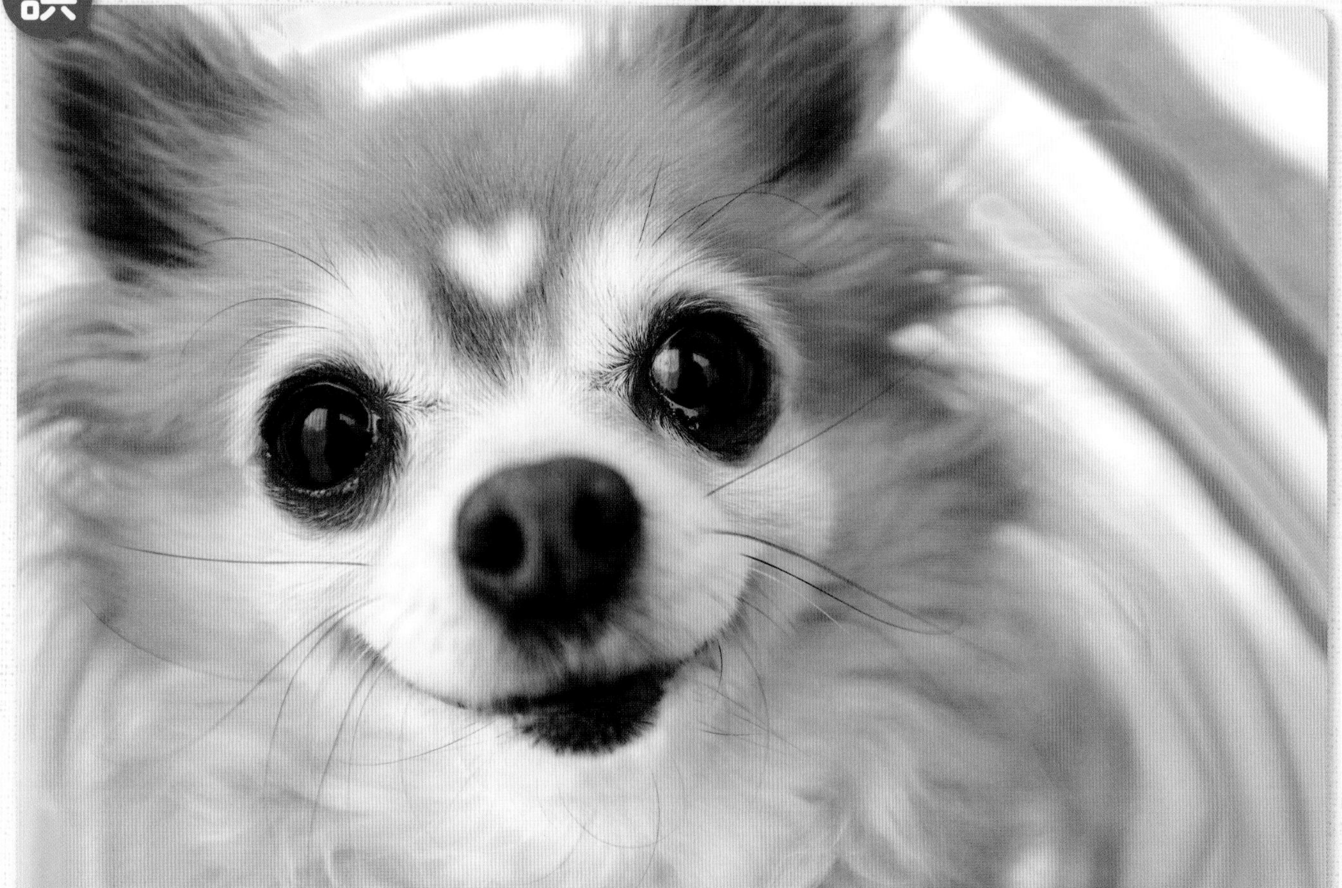

➡解答は71ページ

56 門番犬

はい、そこでストップ！
身分証をご提示ください

1分で見つけた数	個
全部見つけるまでの時間	分　秒

正

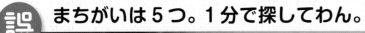

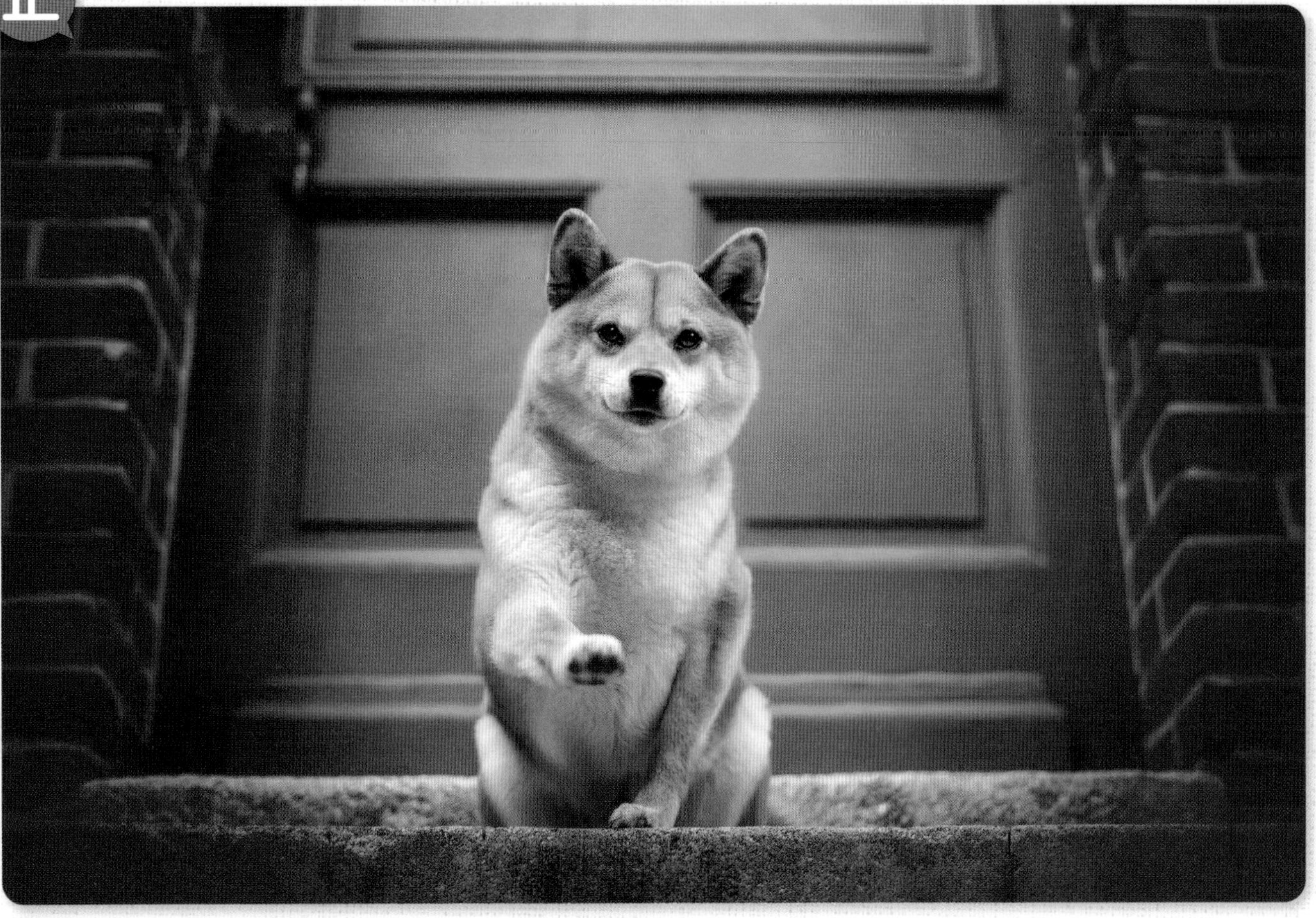

誤　まちがいは５つ。１分で探してわん。

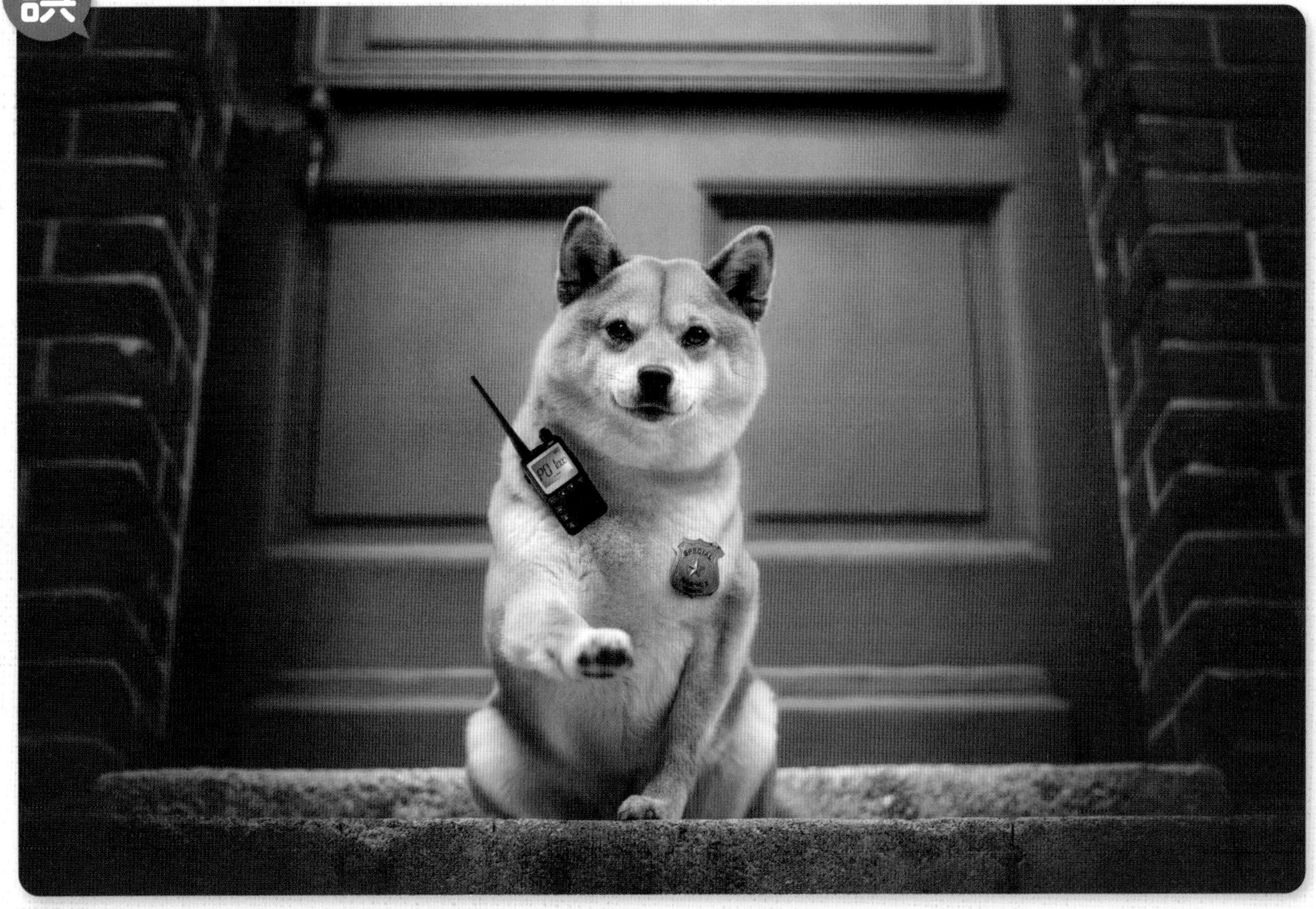

➡解答は71ページ

57 あぜん犬

え！　公園にきたのに、
ボールを忘れたの？

1分で見つけた数	個
全部見つけるまでの時間	分　秒

正

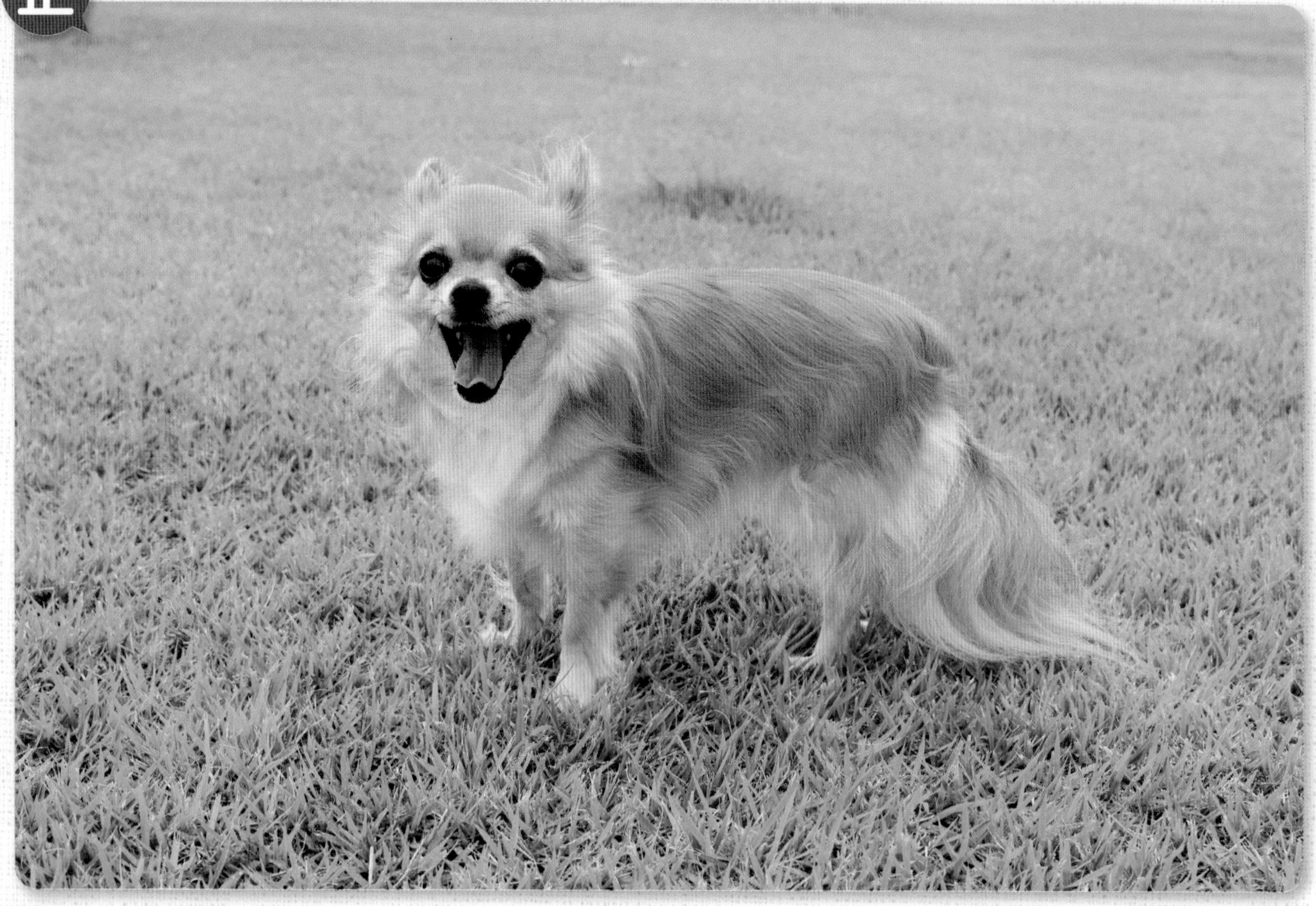

誤　まちがいは５つ。１分で探してわん。

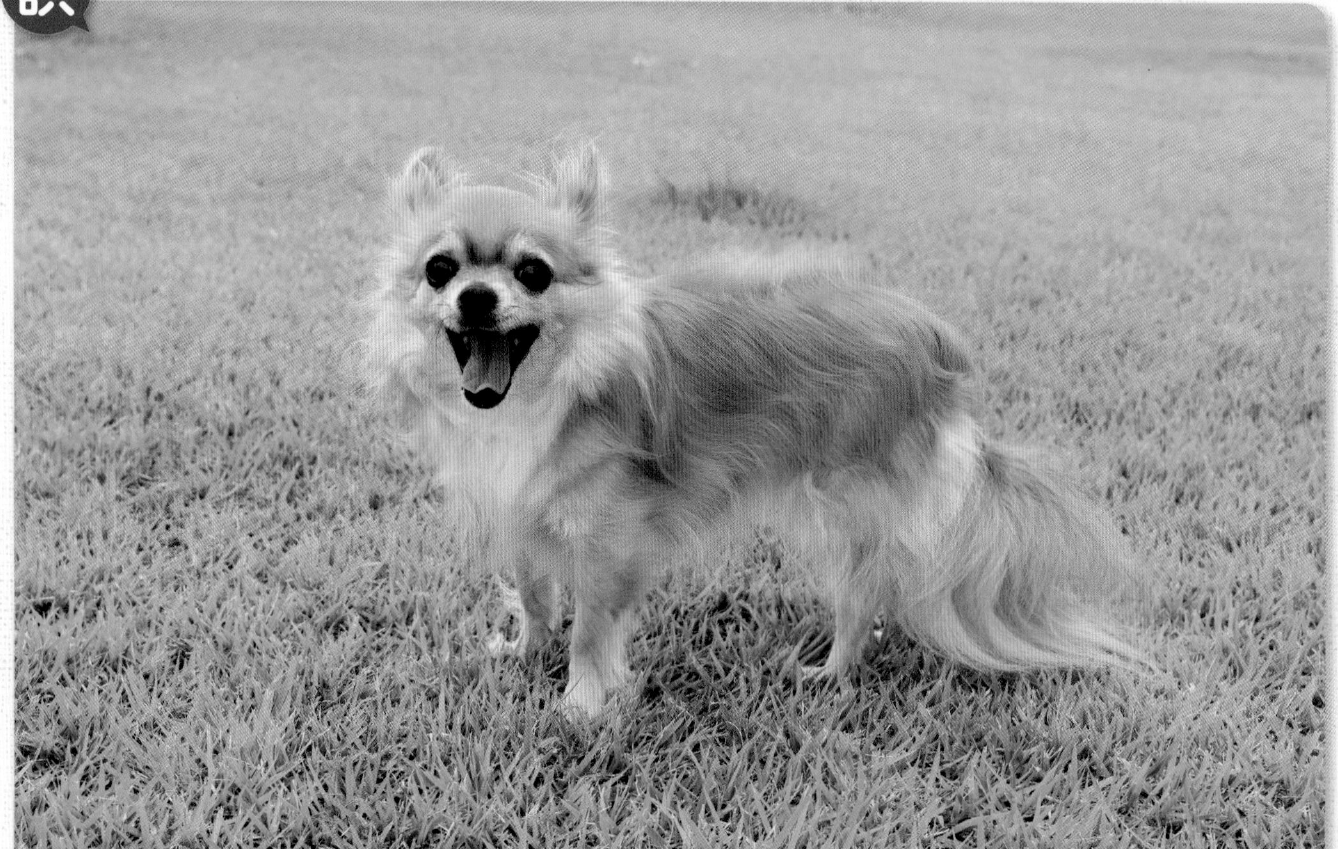

➡解答は71ページ

58 夫婦犬

あなたっ！　私の目を見て
しゃべってちょうだい

1分で見つけた数	個
全部見つけるまでの時間	分　秒

正

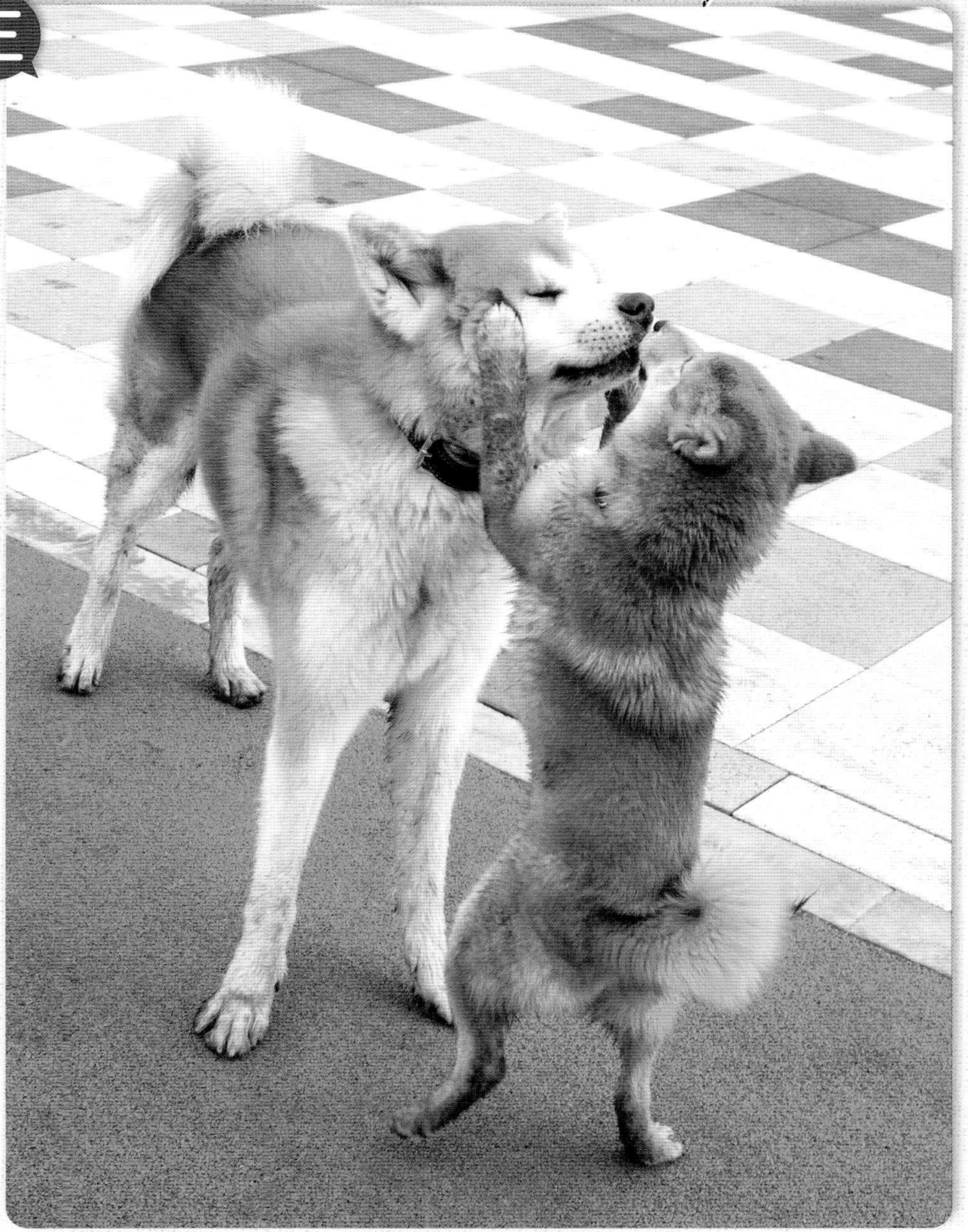

誤

まちがいは5つ。1分で探してわん。

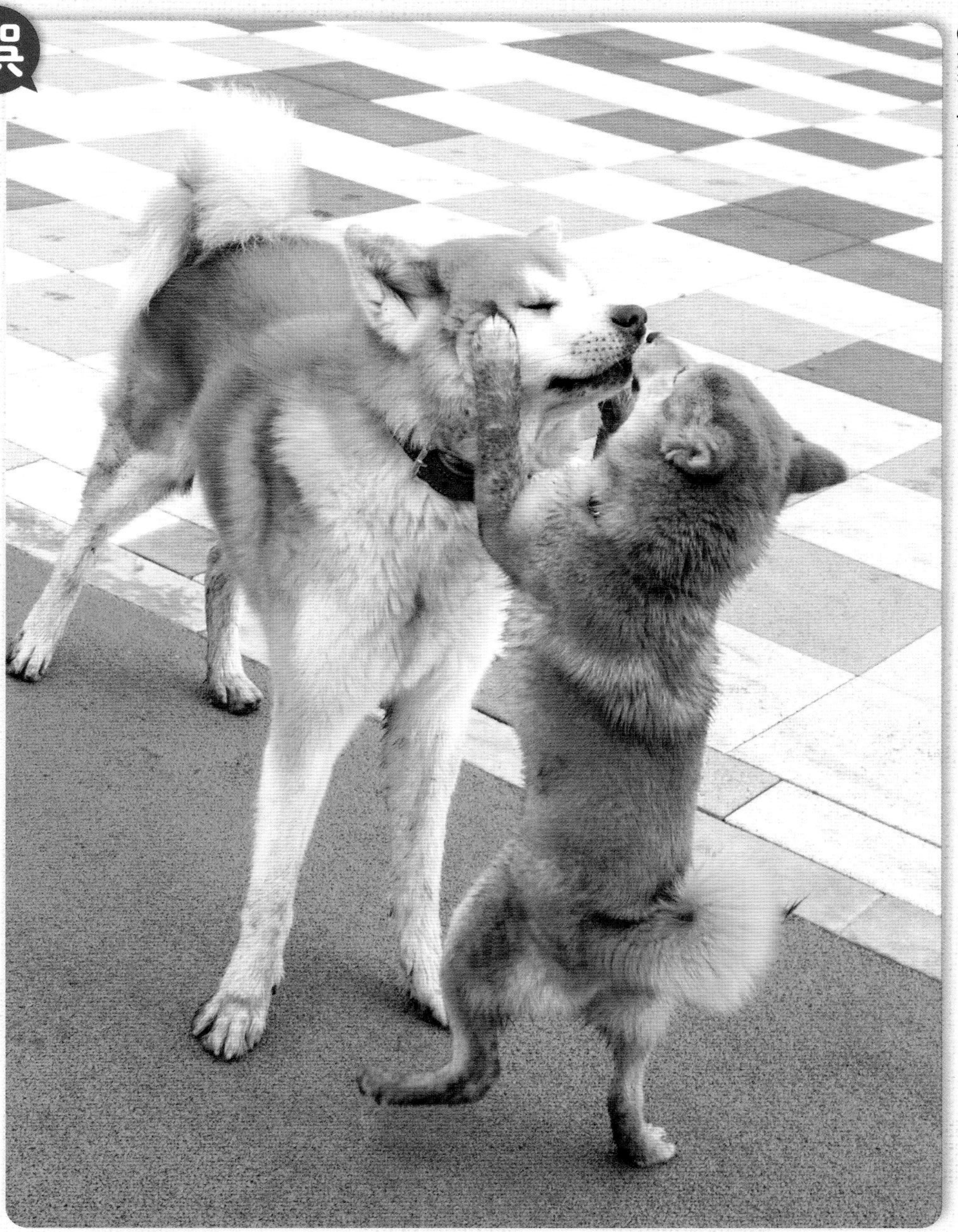

➡解答は71ページ

59 追跡中犬

あ、途中から
焼きイモ屋さん
追ってた……

1分で見つけた数	個
全部見つけるまでの時間	分　秒

正

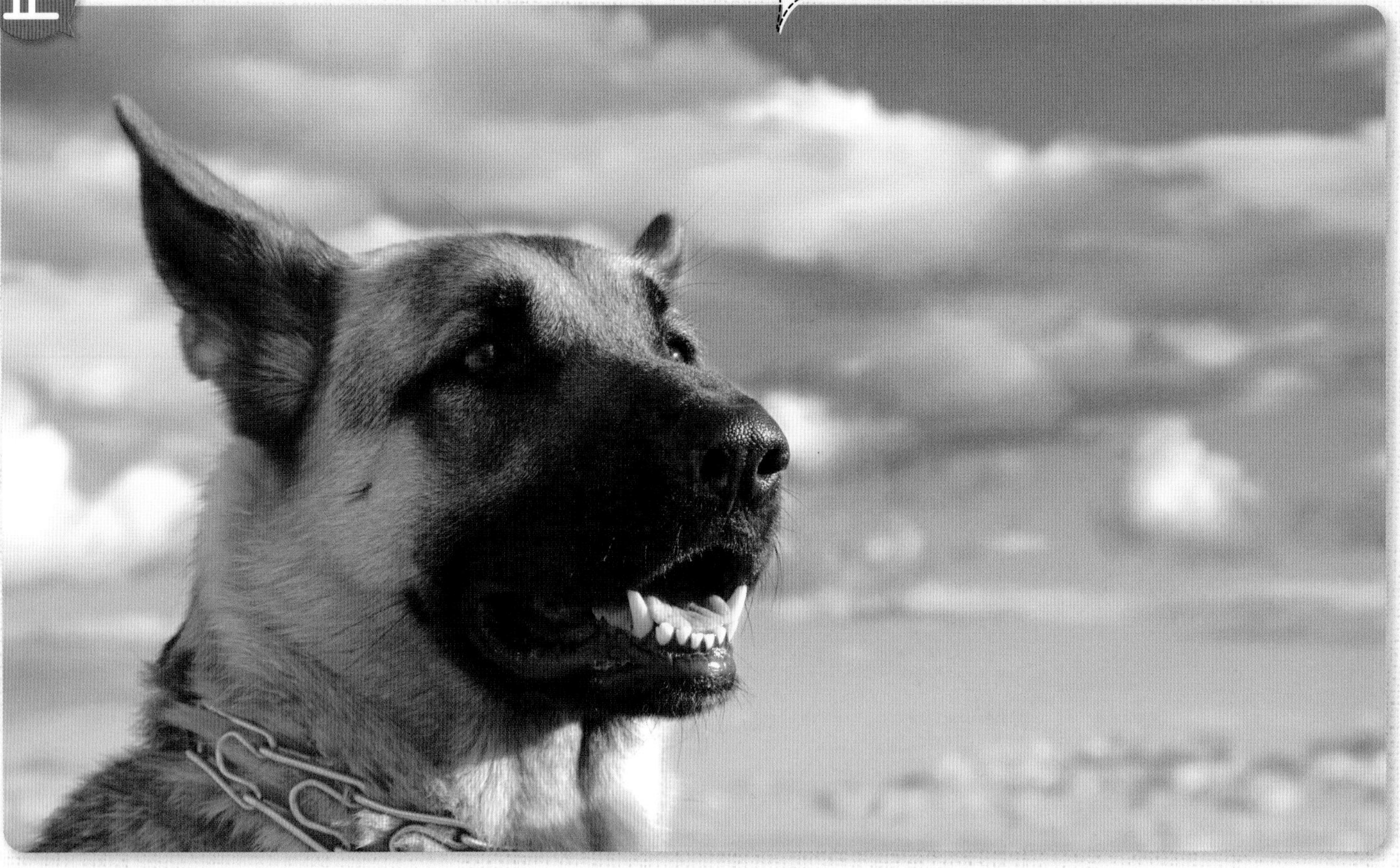

誤　まちがいは５つ。１分で探してわん。

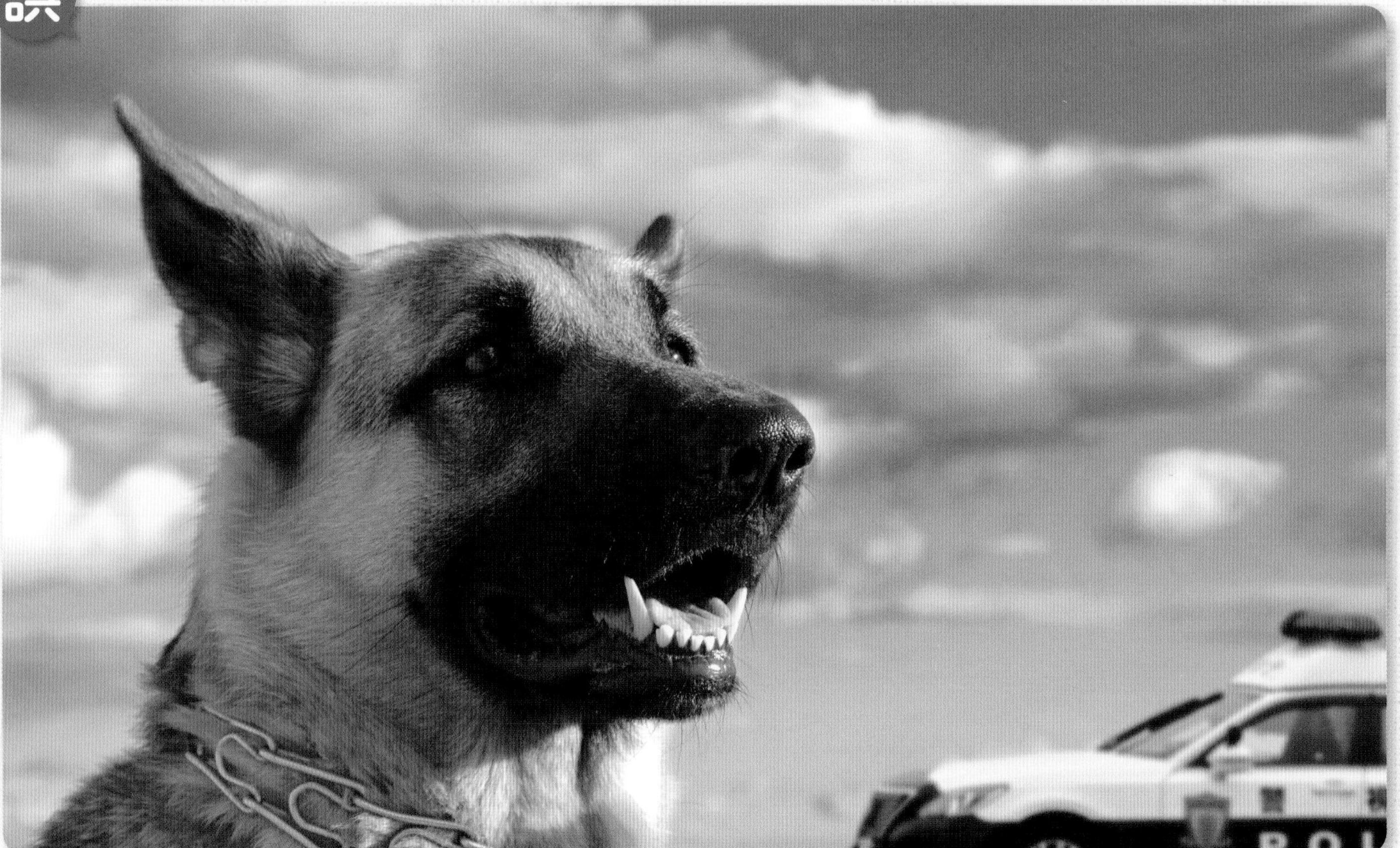

➡解答は71ページ

60 朝寝坊犬

あと2分、
寝かせて……

1分で見つけた数	個
全部見つけるまでの時間	分　秒

正

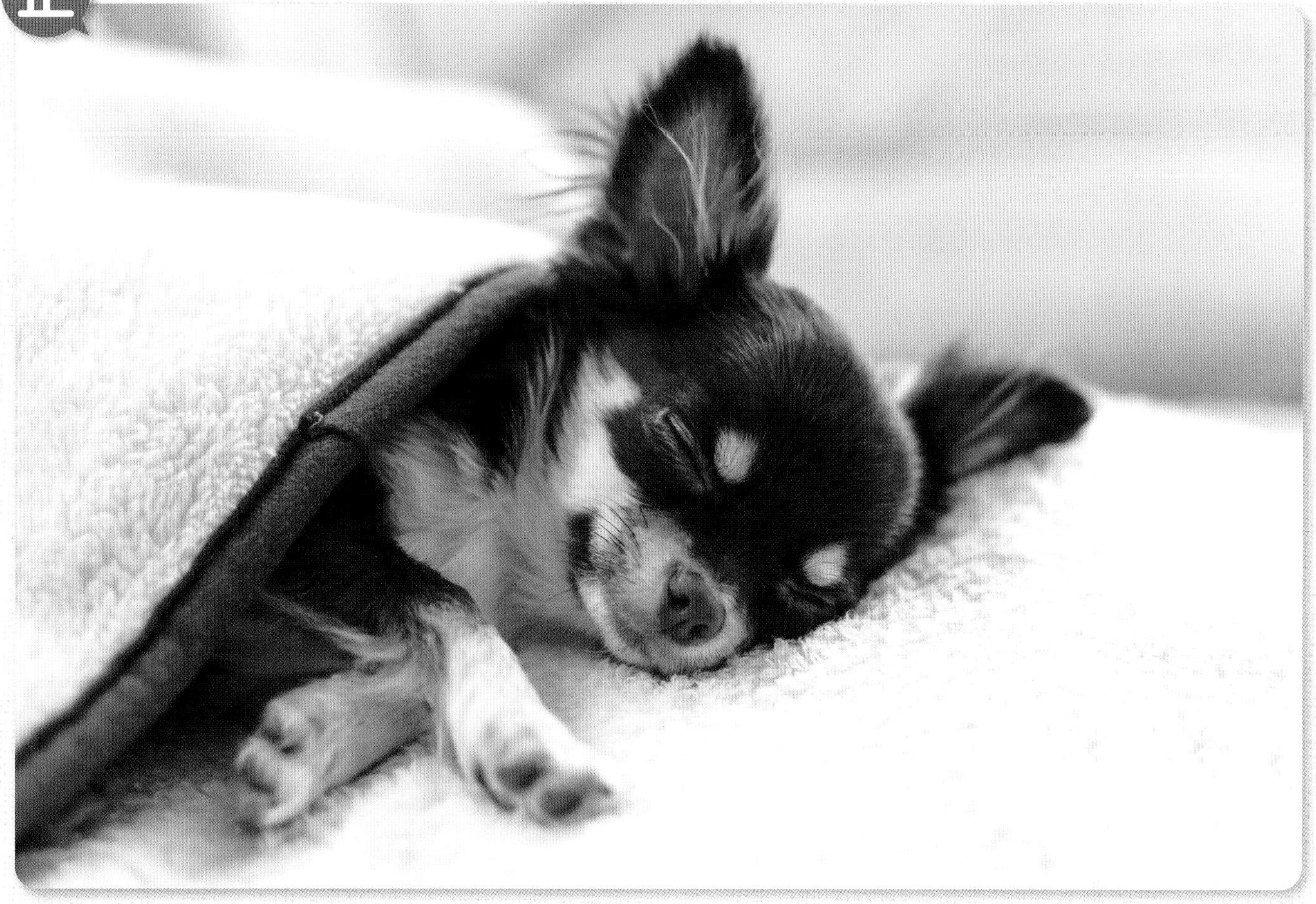

誤　まちがいは5つ。1分で探してわん。

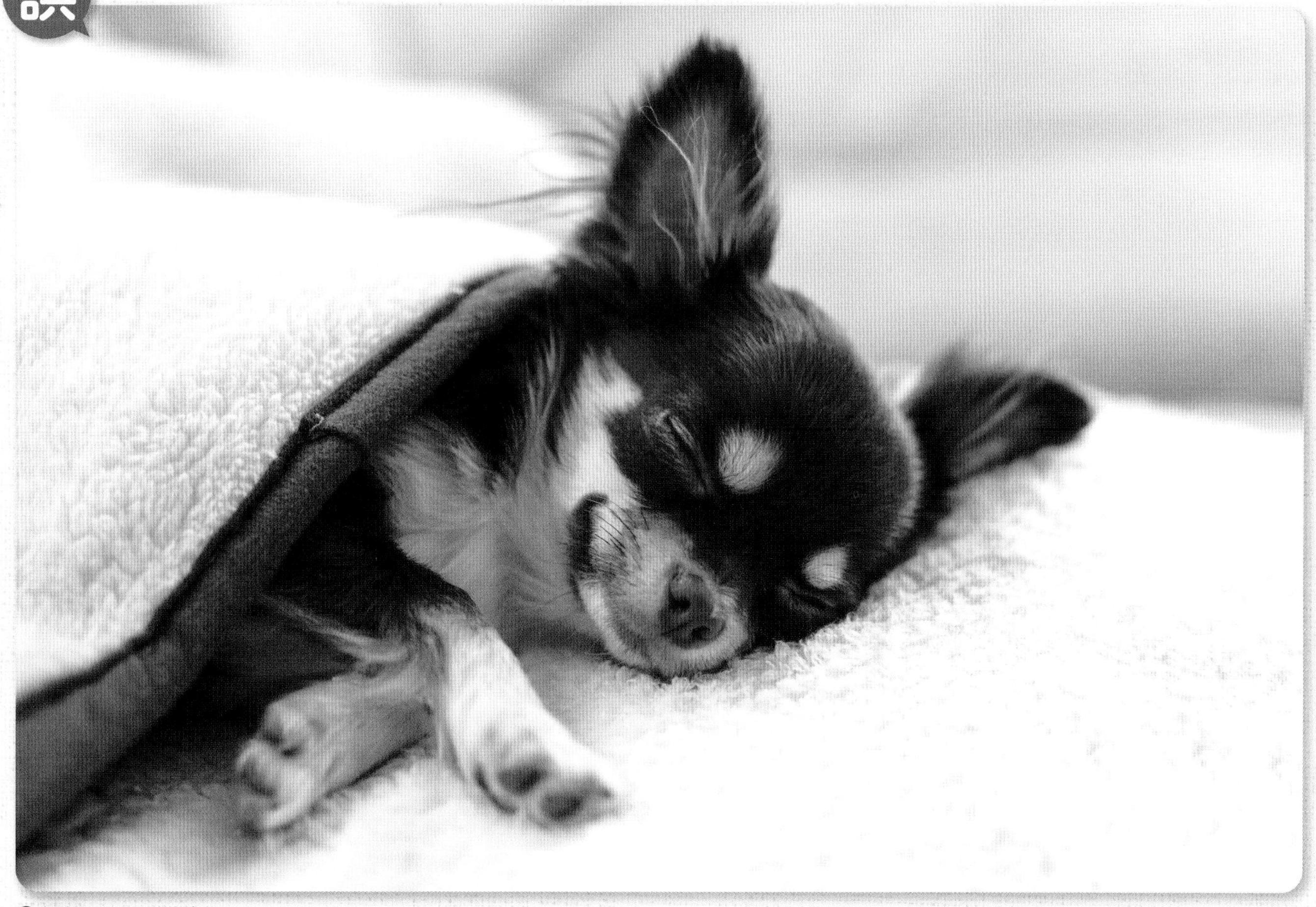

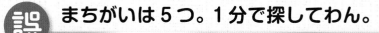

➡解答は71ページ

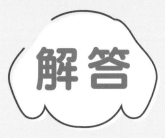

解答

※印刷による汚れ・カスレなどはまちがいに含まれません。

カバーの解答

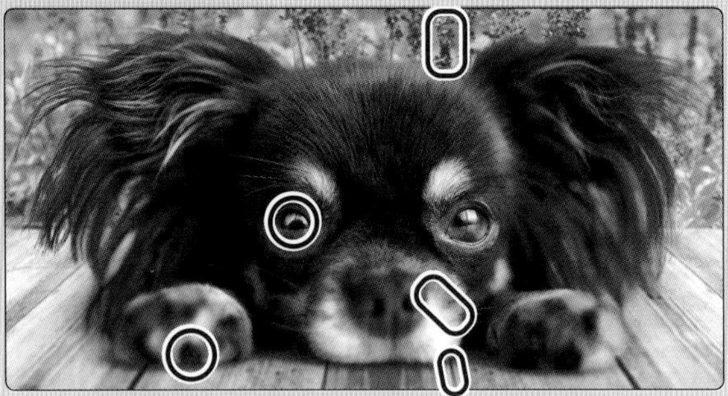

本書のまちがいさがしのやり方 人事採用犬（P4）

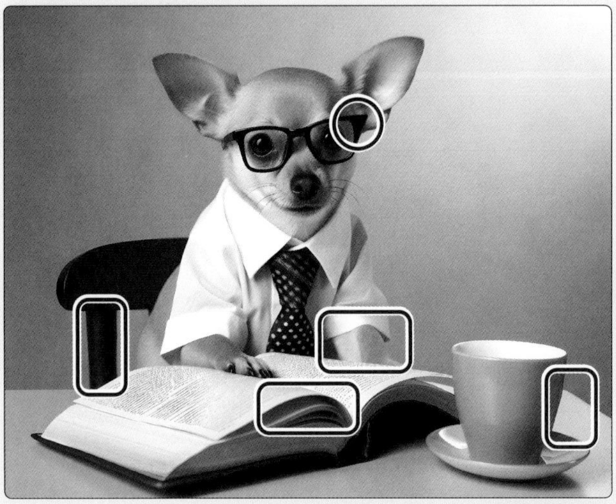

❶ゆったり犬（P5）

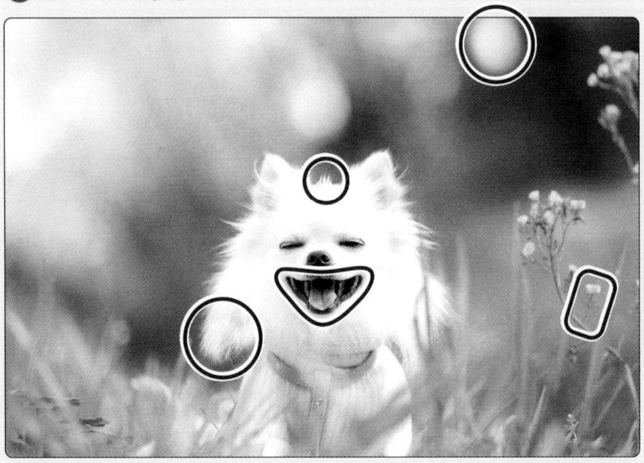

❷ごあいさつ犬（P6）

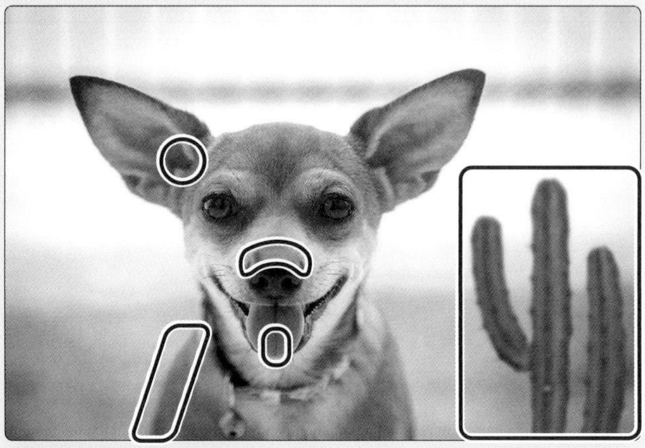

❸仲たがい犬（P7）

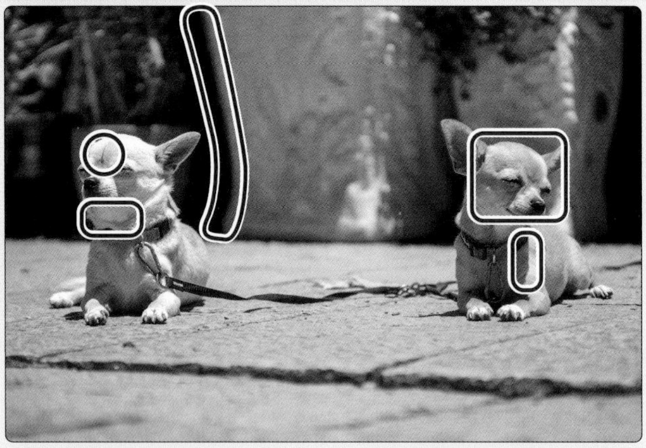

❹物理学犬（P8）

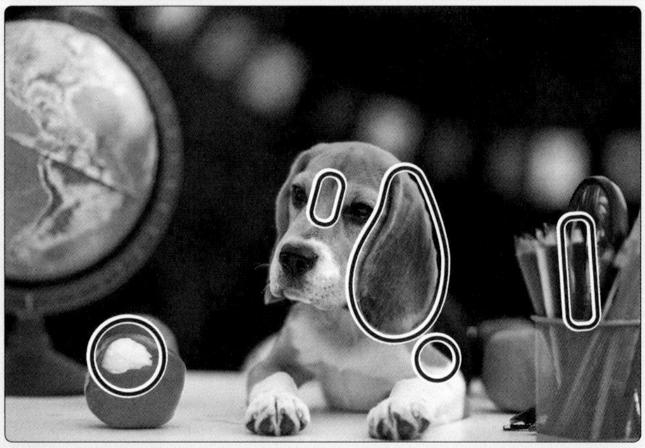

❺ムニュムニュ犬（P9）

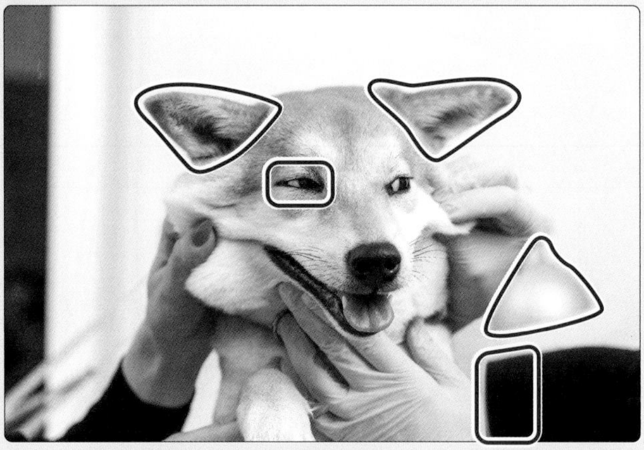

6 売れない犬楽団（P10）

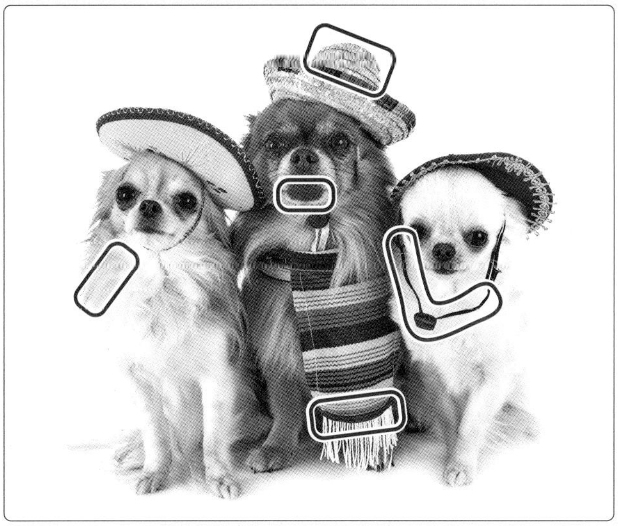

7 ないしょ話犬（P11）

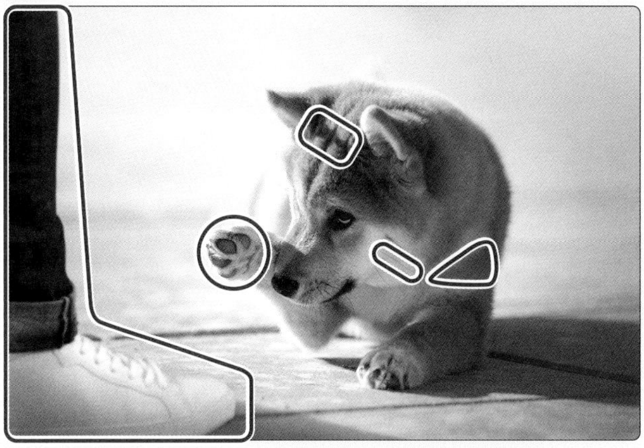

8 セレブ犬（P12）

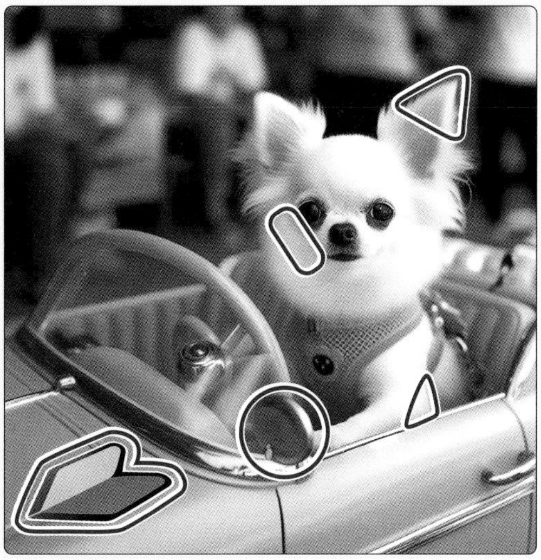

9 やってらんない犬（P13）

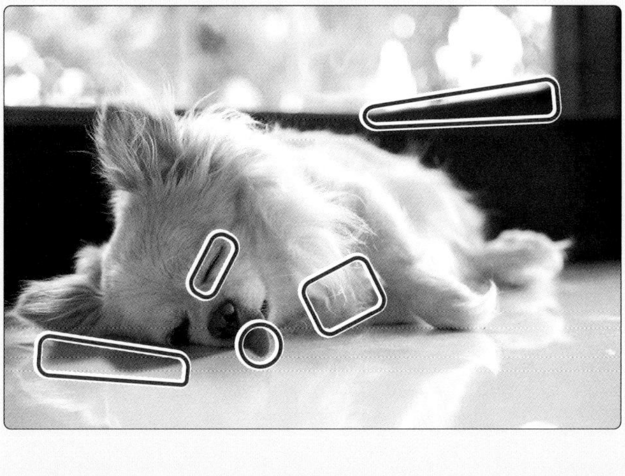

10 最初の一杯犬（P14）

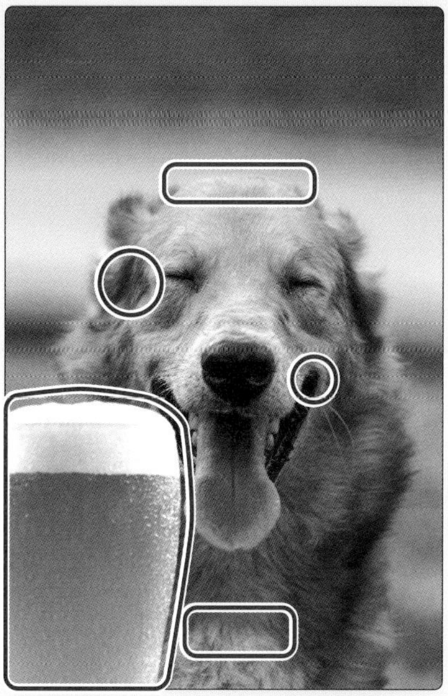

11 雨ごい犬（P15）

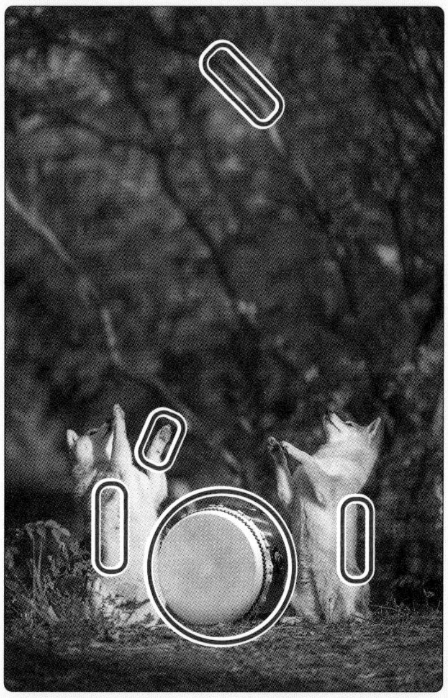

12 地球環境保護犬（P16）

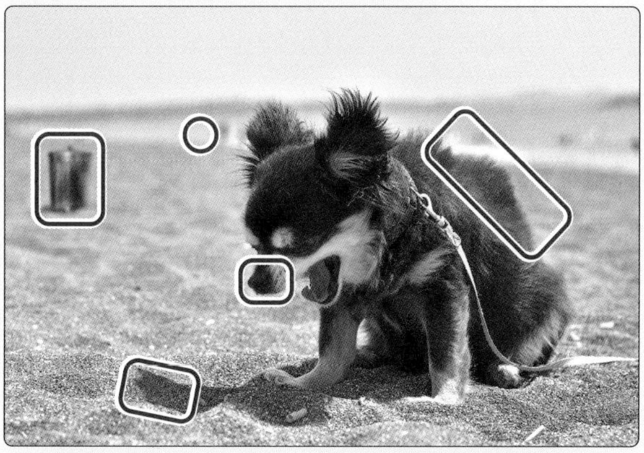

13 仕事帰り犬（P17）

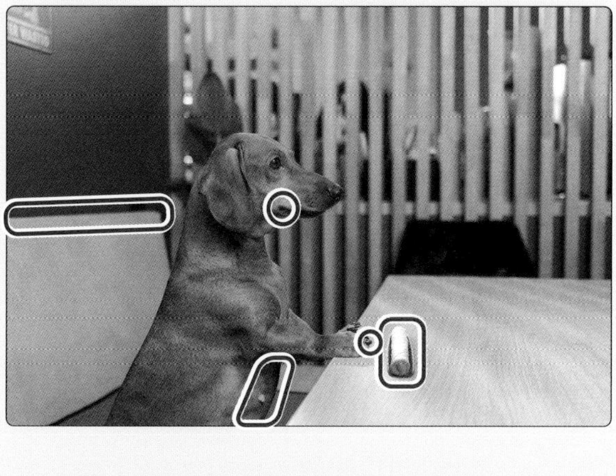

⑭ちょい待ち犬（P18）

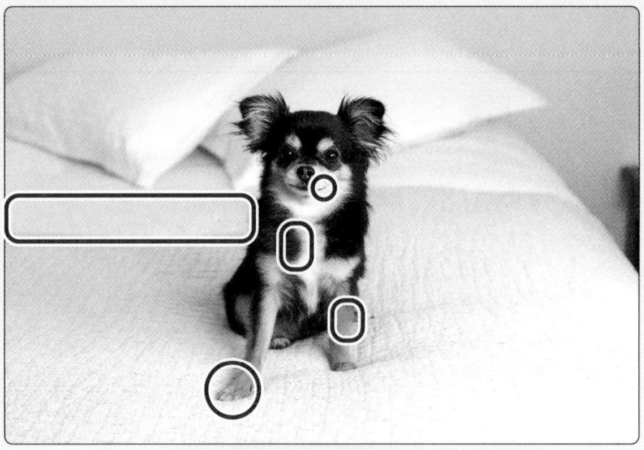

⑮似てる犬（P19）

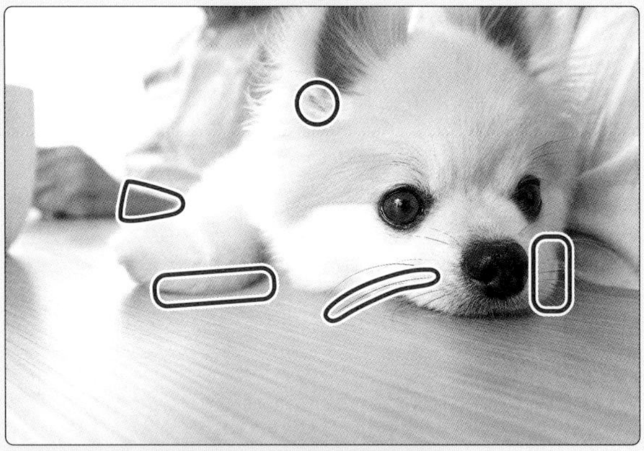

⑯失望犬（P20）

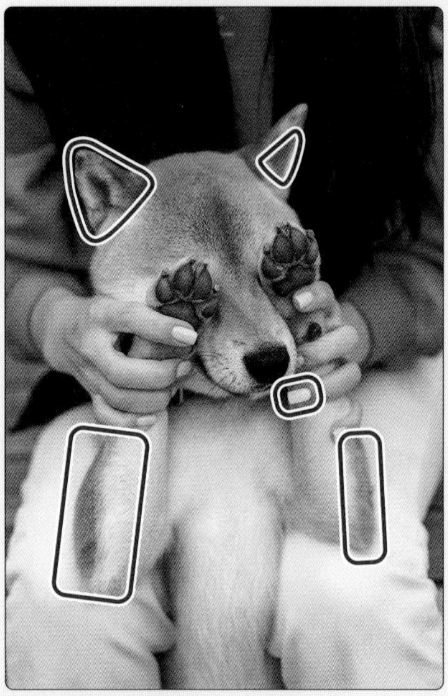

⑰尻ぬぐい犬（P21）

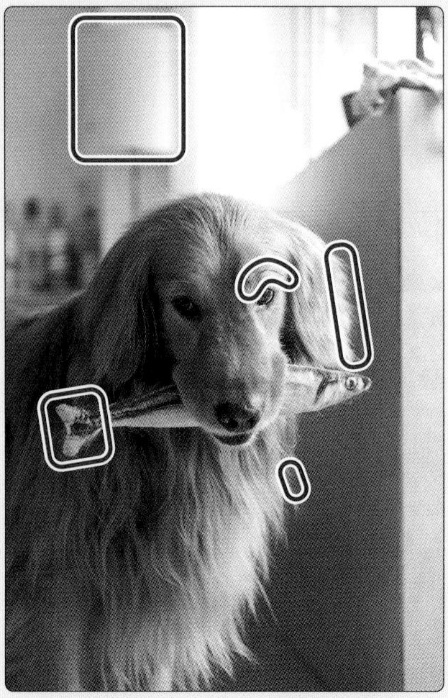

⑱受験勉強犬（P22）

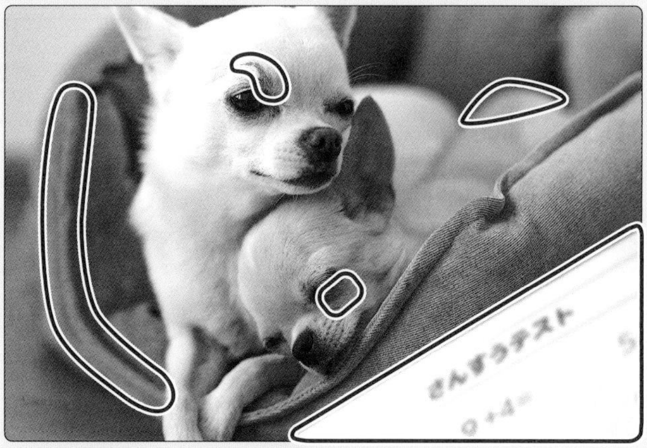

⑲先輩犬（P23）

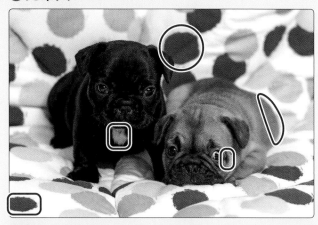

⑳忠犬（P24）

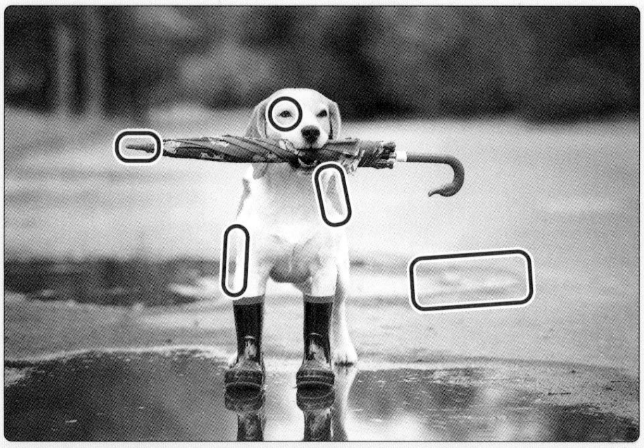

㉑ゴロ寝犬（P25）

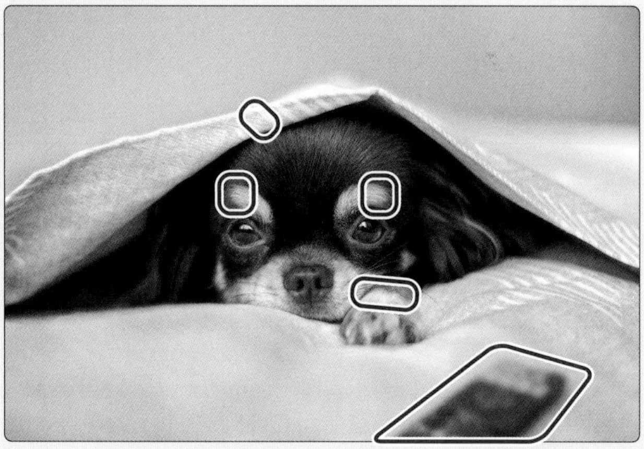

㉒てるてる坊主犬（P26）

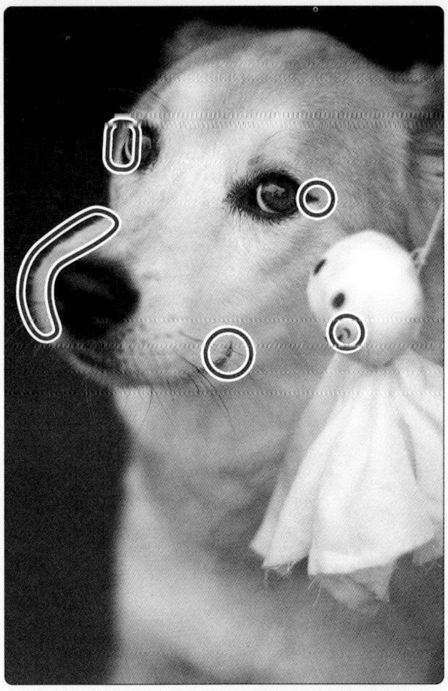

㉓温泉お風呂犬（P27）

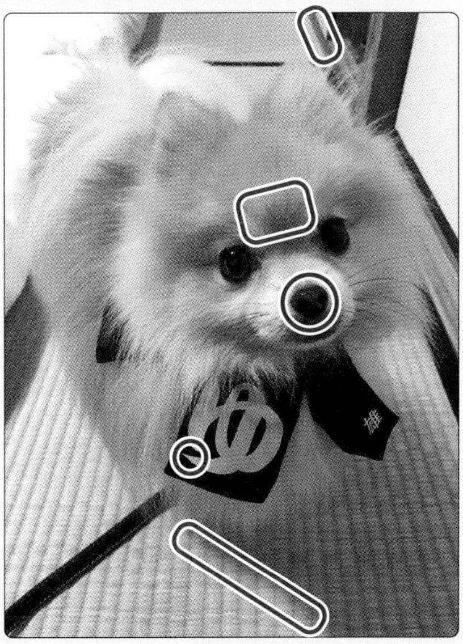

㉔ほふく前進犬（P28）

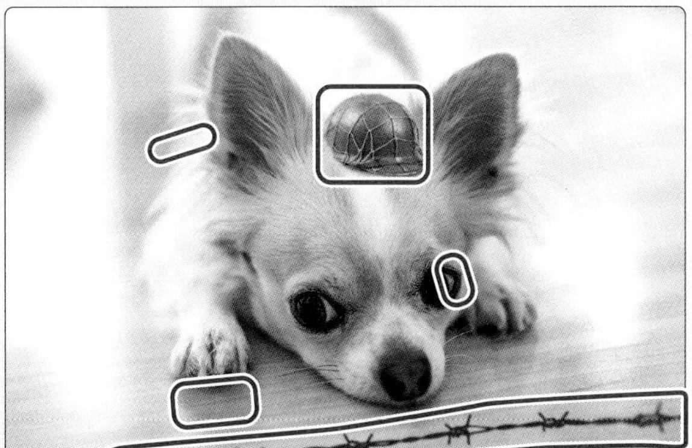

㉕勇者犬（P29）

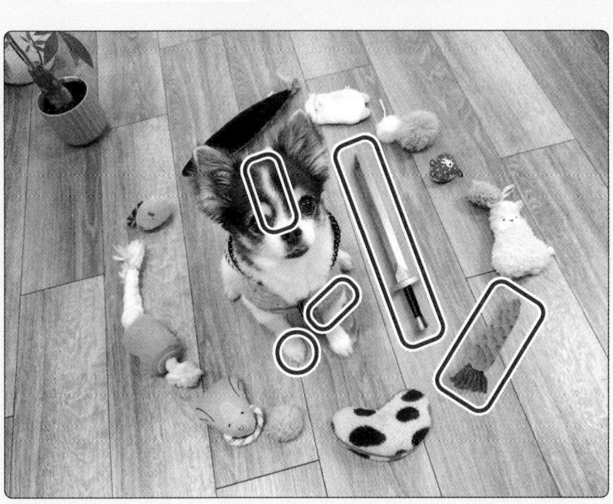

㉖大喜び犬（P30）

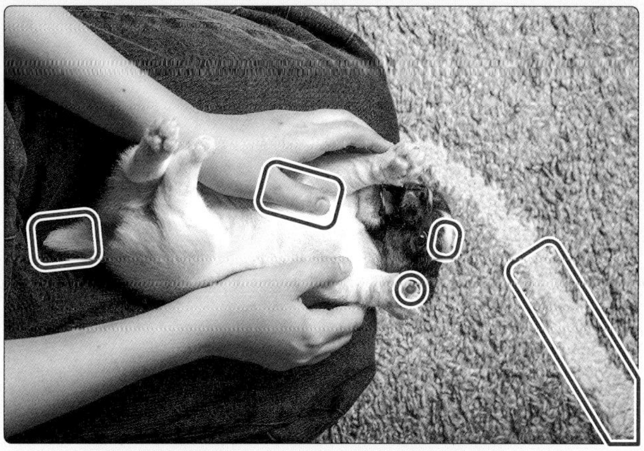

㉗遠慮犬（P31）

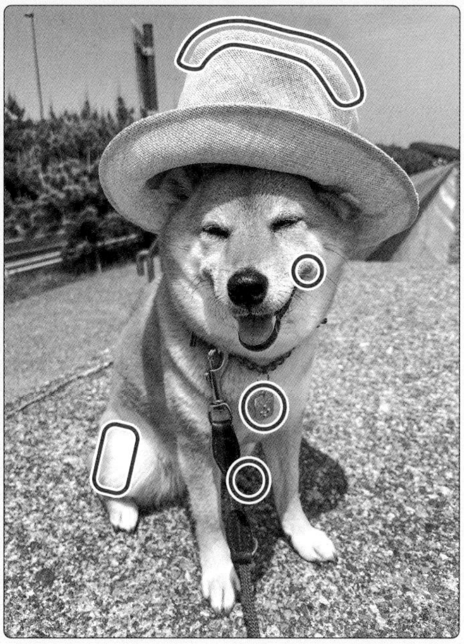

㉘漫才コンビ犬（P32）

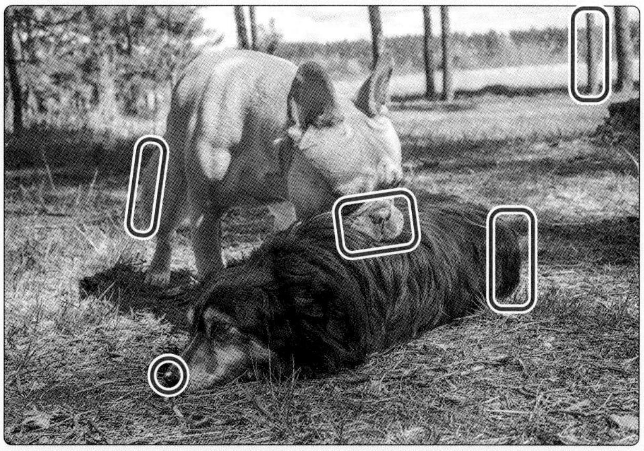

㉙ものまね犬（P33）

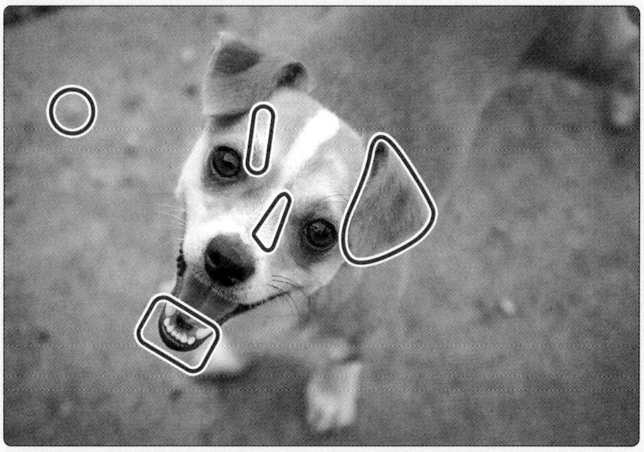

㉚まさか犬（P34）

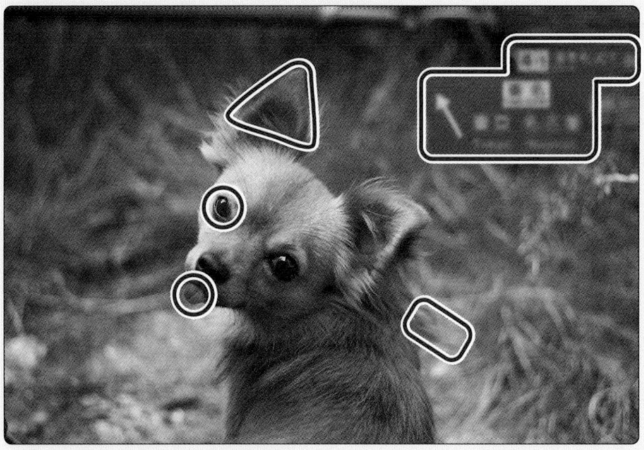

㉛家族旅行犬（P35）

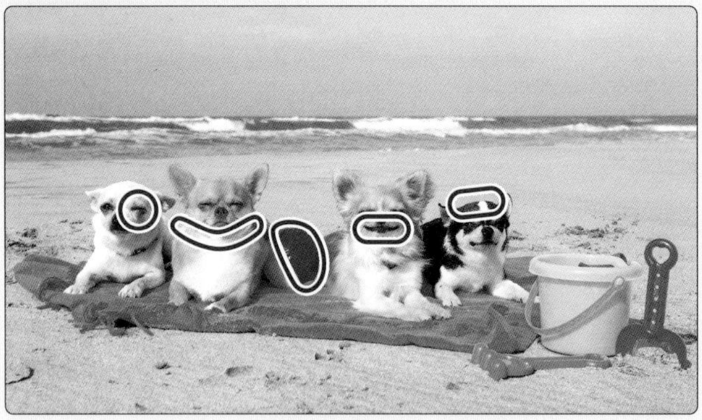

㉜タッチ犬（P36）

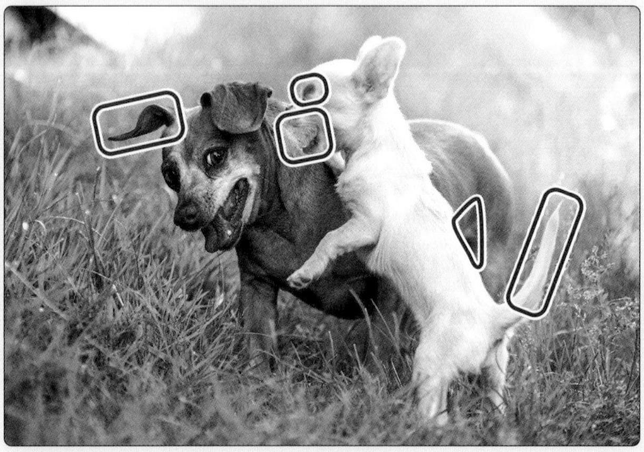

㉝競馬犬（P37）

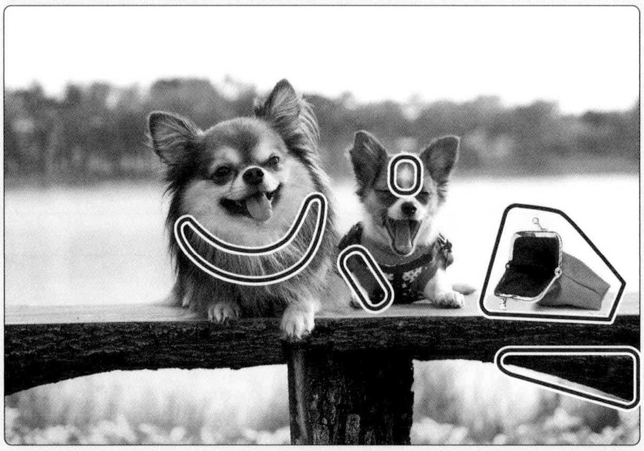

㉞登山家犬（P38）

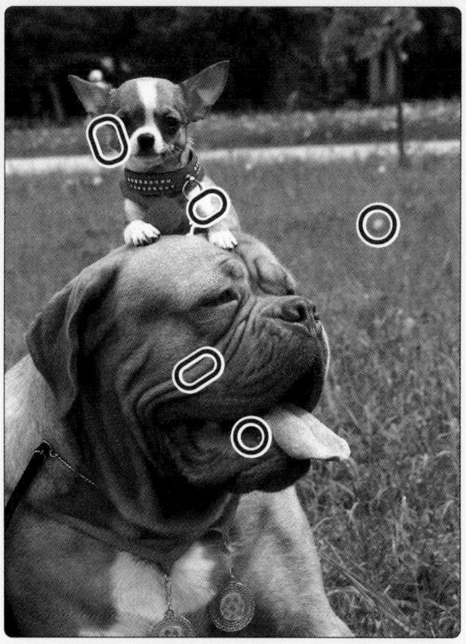

㉟不意打ち犬（P39）

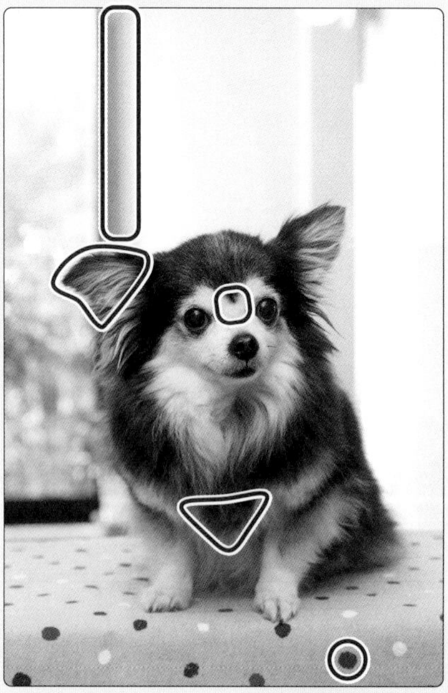

㊱謝礼犬（P40）

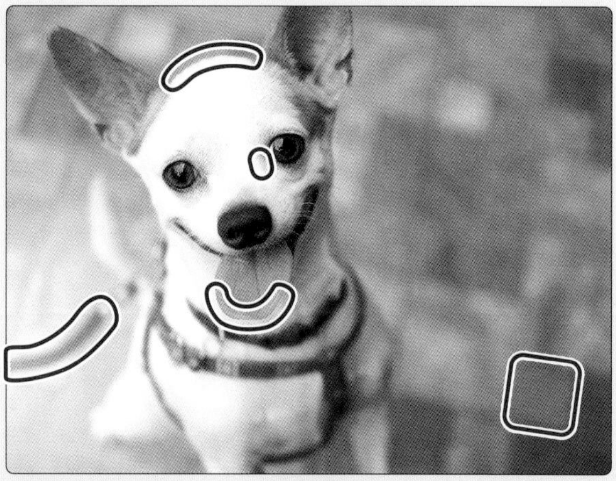

㊲びっくり犬（P41）

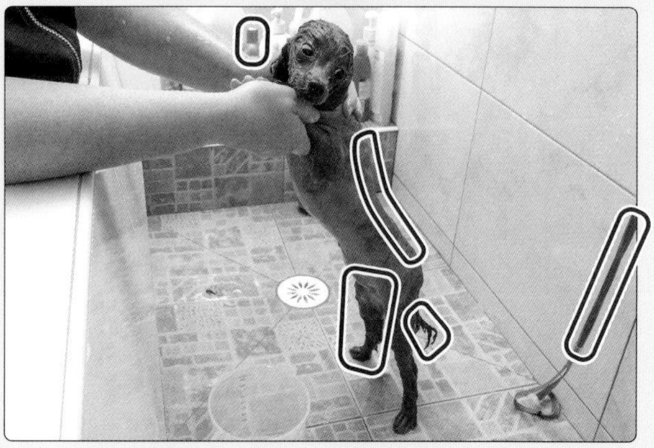

㊳確認犬（P42）

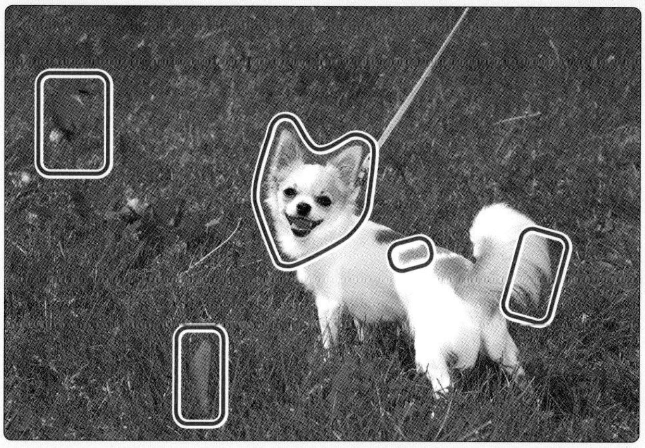

㊴見守り犬（P43）

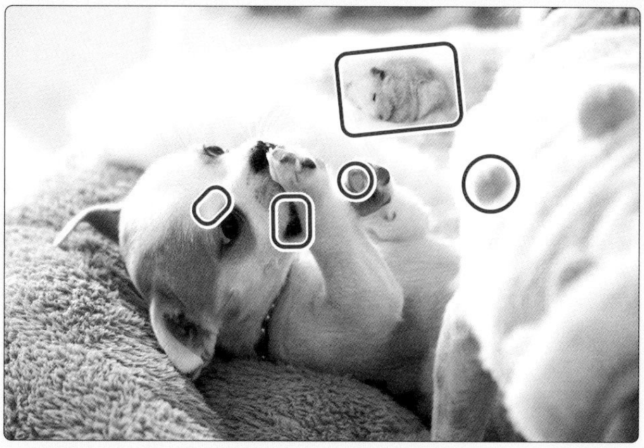

㊵道案内犬（P44）

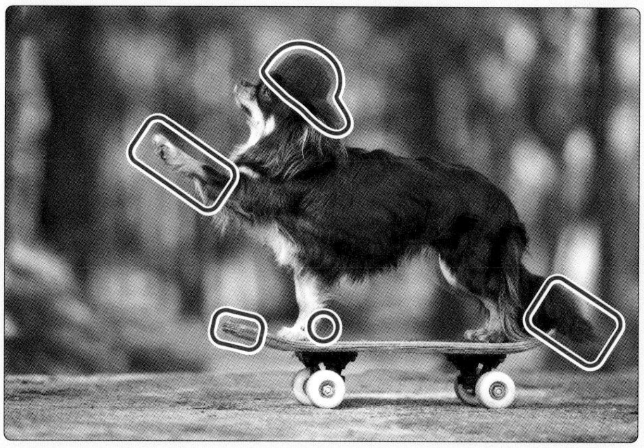

㊶パイロット犬（P45）

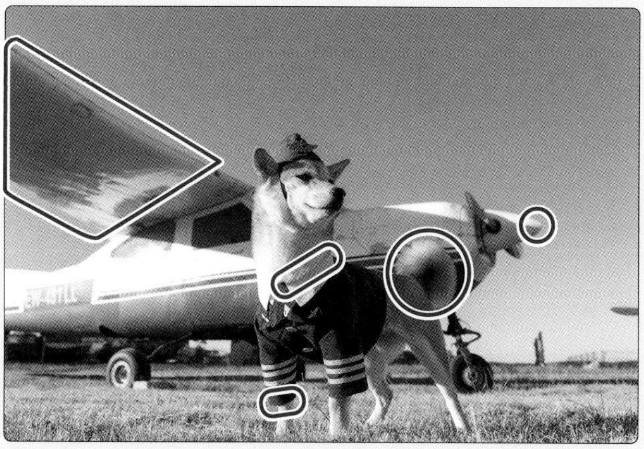

㊷言い訳犬（P46）

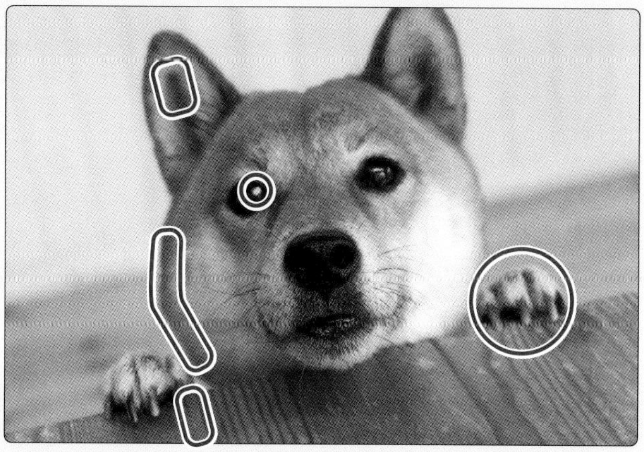

㊸ドミノ倒し犬（P47）

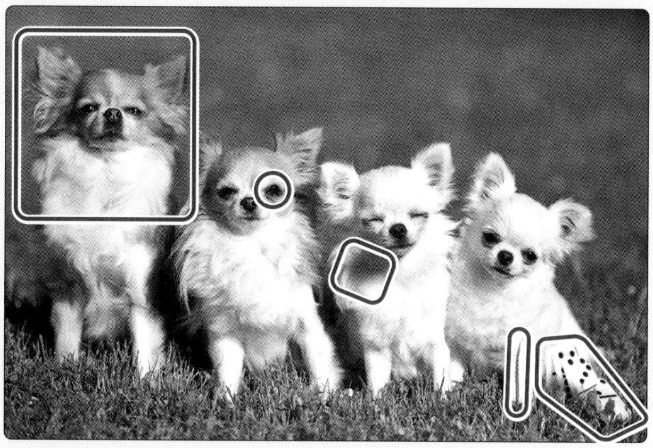

㊹新入生犬（P48）

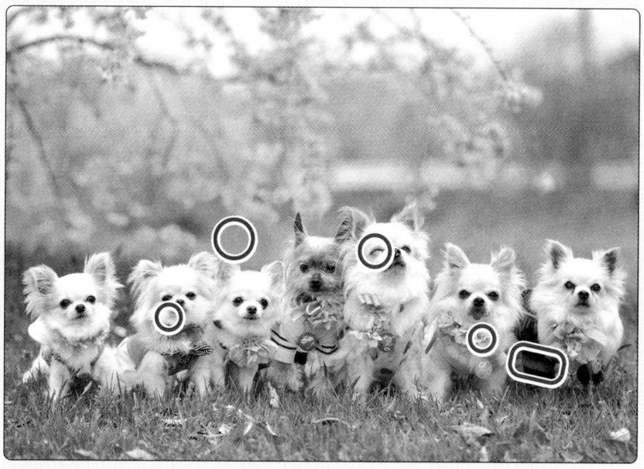

㊺耳もとささやき犬（P49）

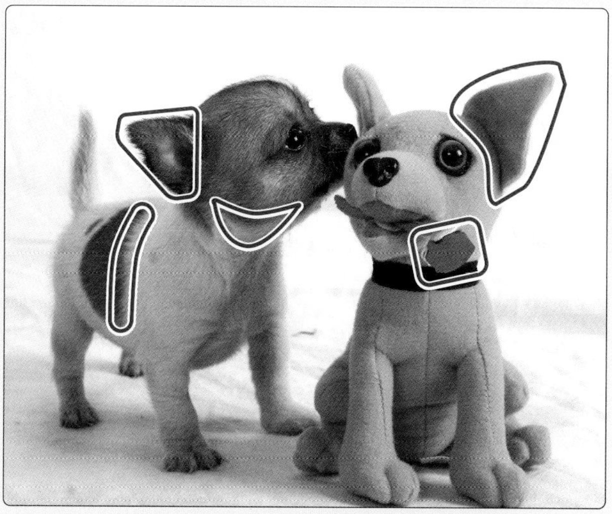

㊻ 足湯犬（P50）

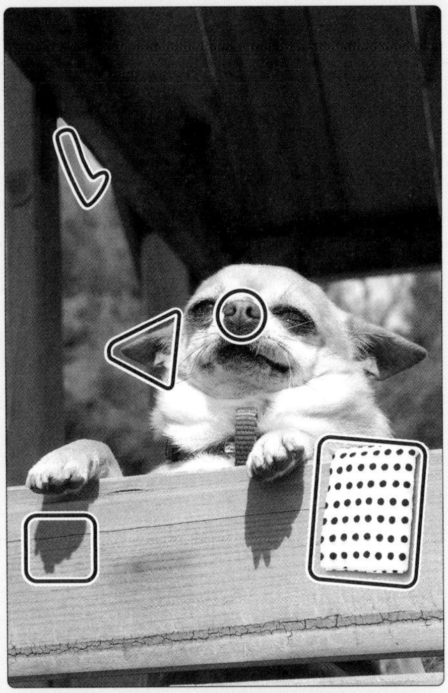

㊼ お怒り犬（P50）

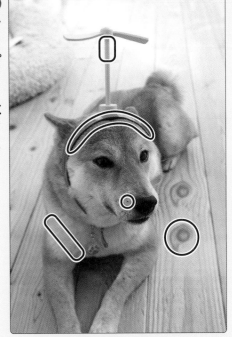

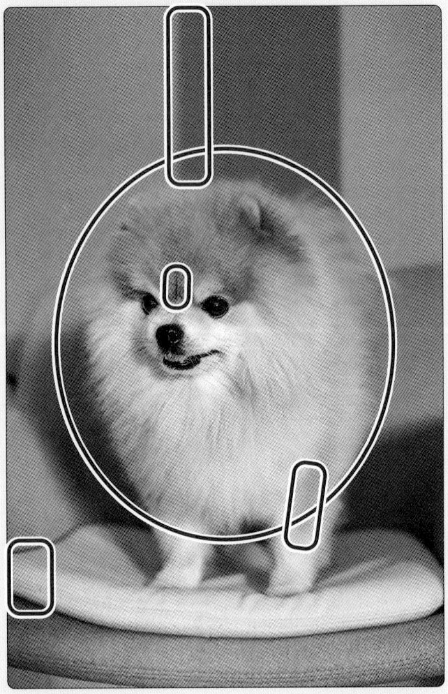

㊽ ヘリコプター犬（P51）

㊾ 決着犬（P52）

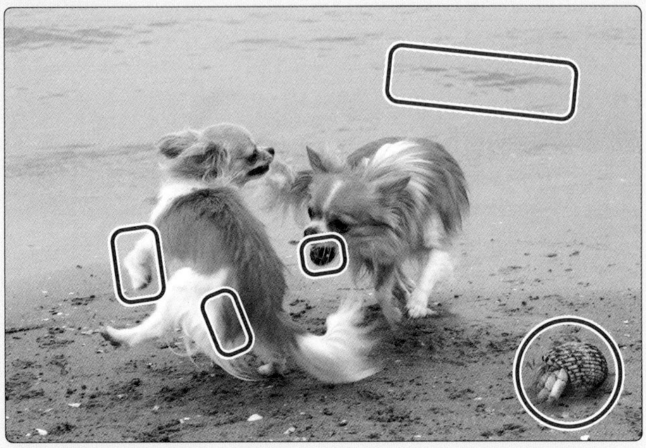

㊿ あざとい犬（P53）

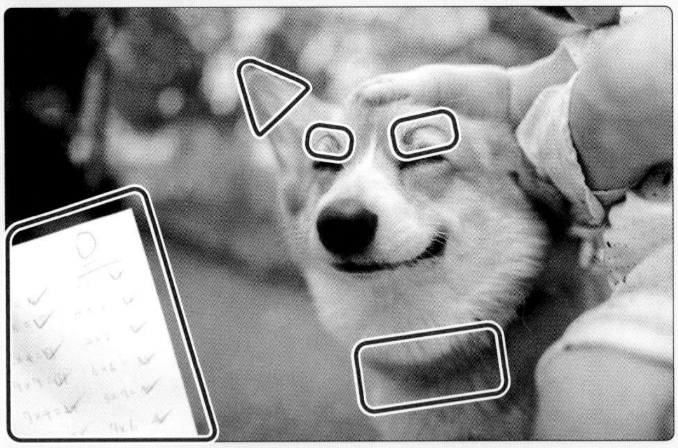

51 激シブ犬（P54）

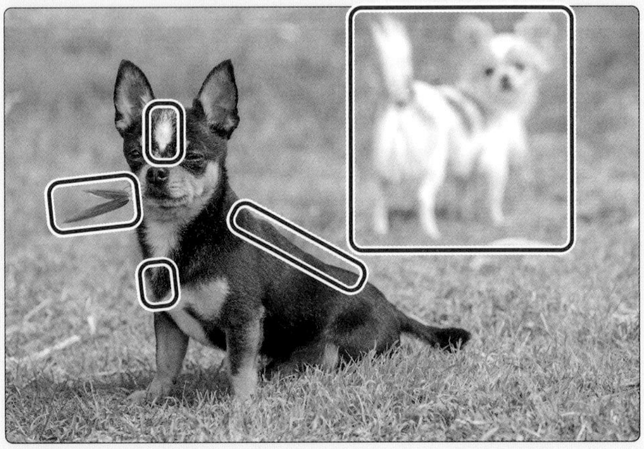

52 障子犬（P55）

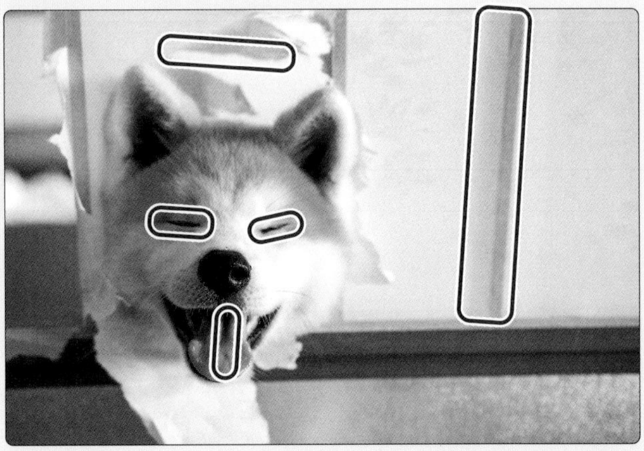

53 ホームドア犬 (P56)

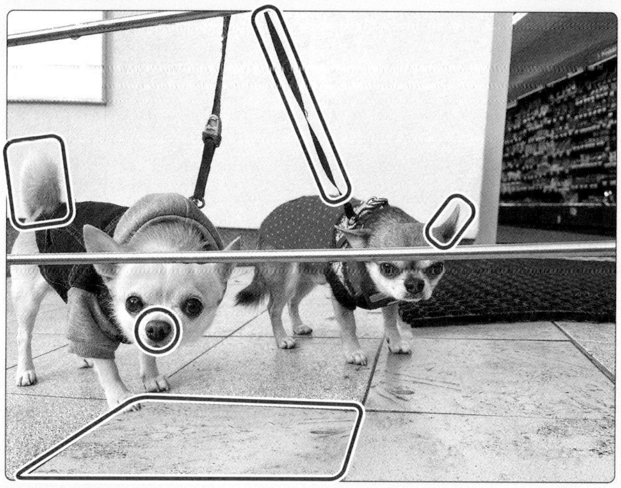

54 地元犬 (P57)

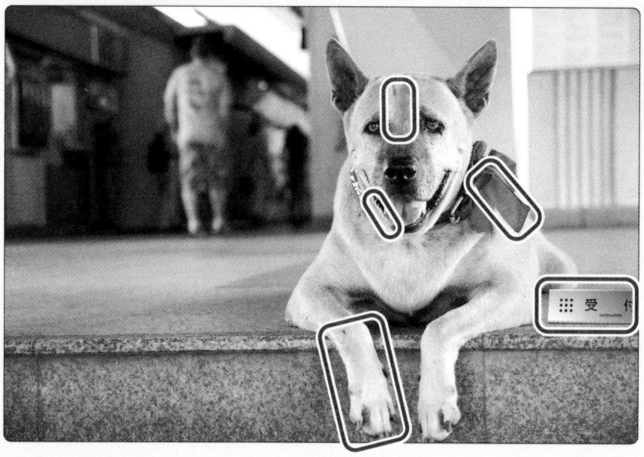

55 ワープ犬 (P58)

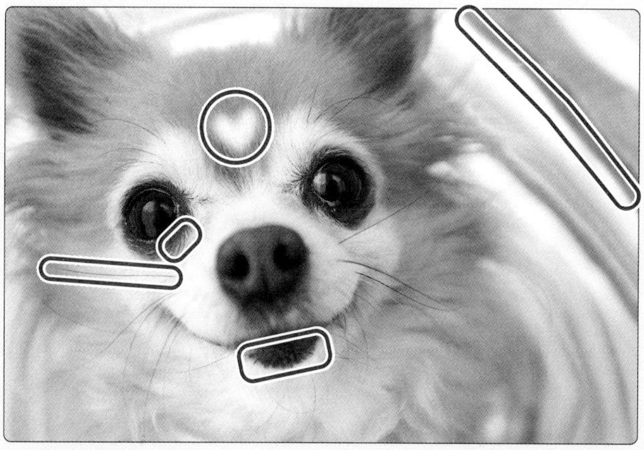

56 門番犬 (P59)

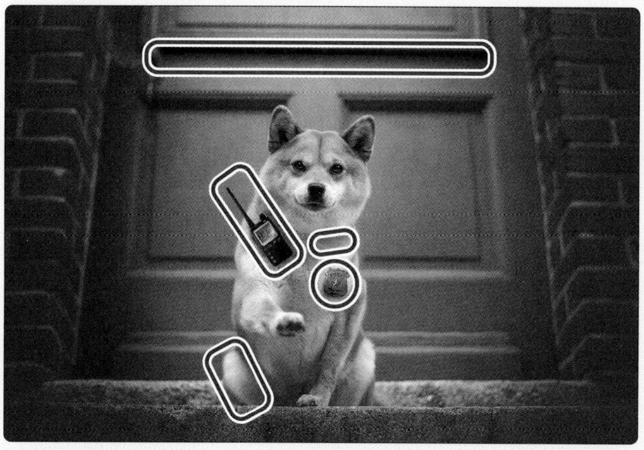

57 あぜん犬 (P60)

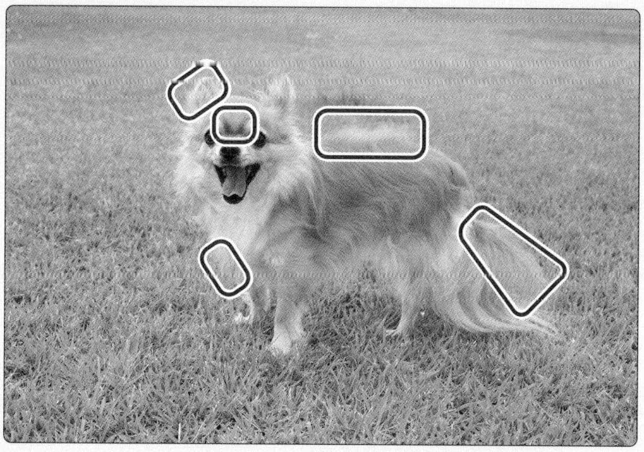

58 夫婦犬 (P61)

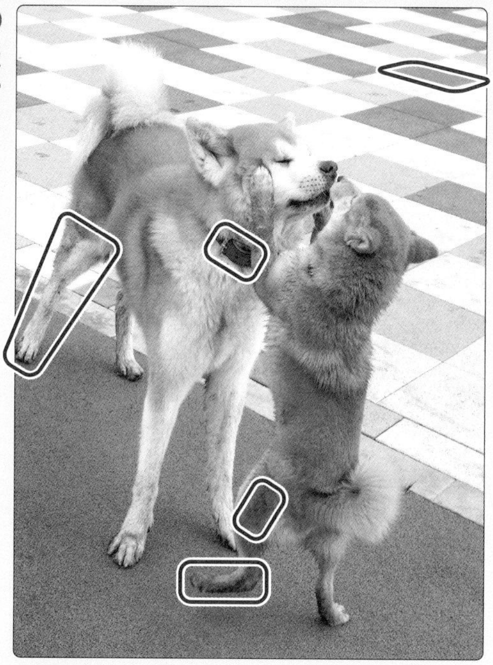

59 追跡中犬 (P62)

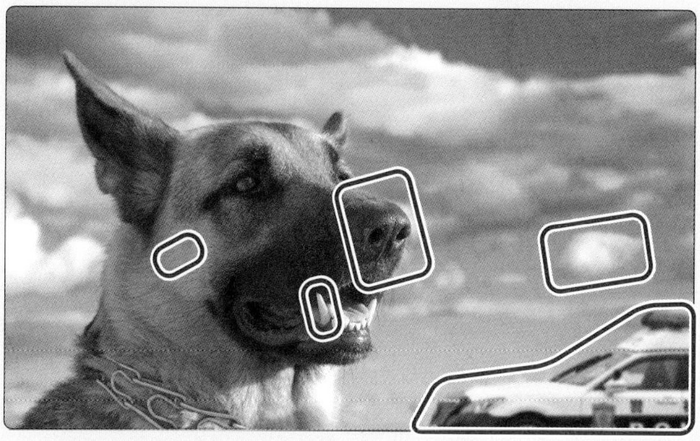

60 朝寝坊犬 (P63)

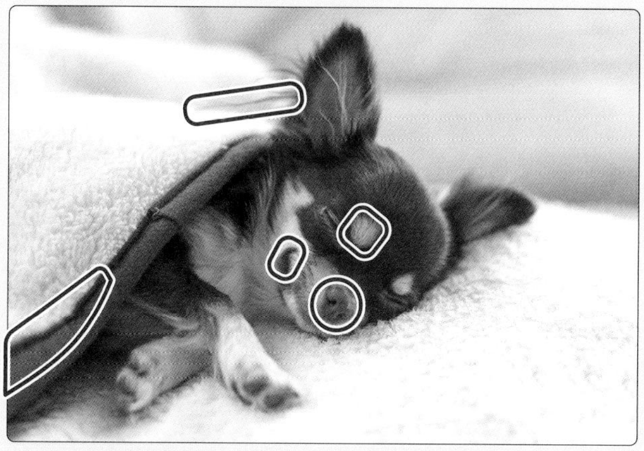

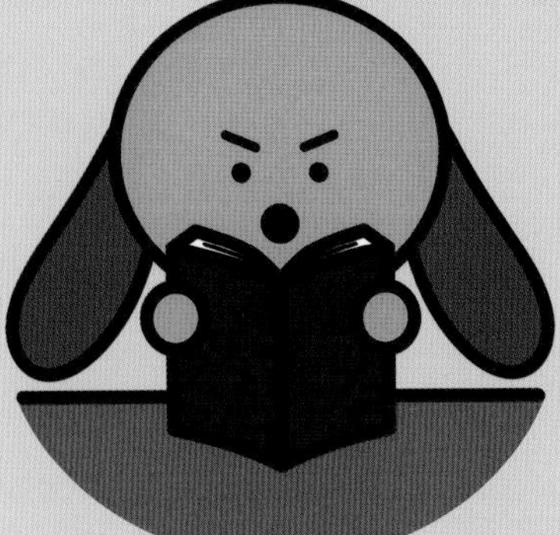

毎日脳活 スペシャル

1分《ワン!ミニット》見るだけ!
記憶脳 瞬間強化

いぬのまちがいさがし

チワワ大集合の巻

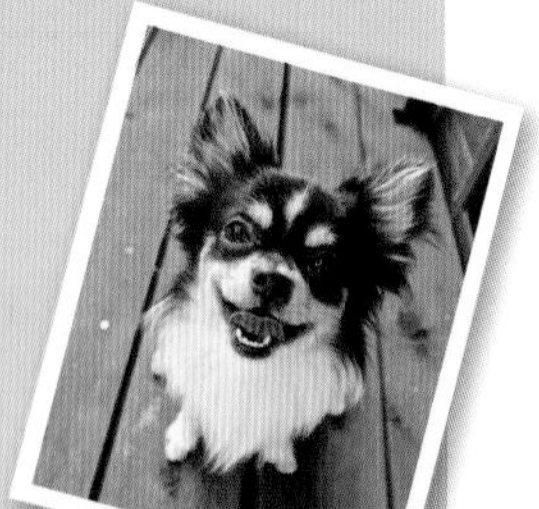

いぬの写真を大募集

『毎日脳活』編集部では、みなさまがお持ちの「いぬの魅力が伝わるかわいい写真」を大募集しています。お送りいただいた写真の中からよいものを選定し、本シリーズの「まちがいさがし」の題材として採用いたします。採用写真をお送りくださった方には薄謝を差し上げます。

送り先 inu@wks.jp

※応募は電子メールに限ります。
※お名前・年齢・ご住所・電話番号・メールアドレス・いぬの名前を明記のうえ、タイトルに「いぬの写真」と記してお送りください。
※なお、写真は、第三者の著作権・肖像権などいかなる権利も侵害しない電子データに限ります。
※写真のデータサイズが小さい、画像が粗い、画像が暗いなどの理由で掲載できない場合がございます。

ご応募をお待ちしております。

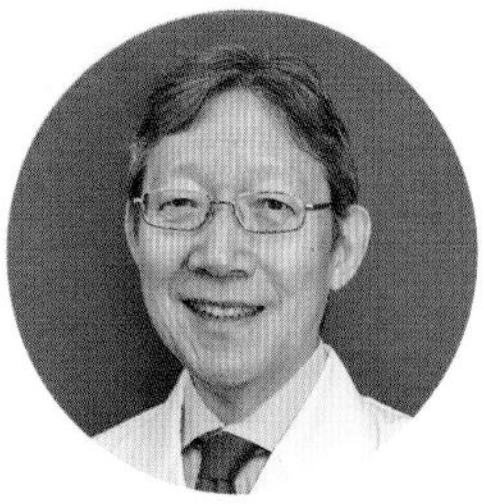

監修

杏林大学名誉教授・医学博士
古賀良彦（こが よしひこ）

慶應義塾大学医学部卒業。杏林大学医学部精神神経科学教室主任教授を経て現職。
専門分野は精神障害の精神生理学的研究ならびに香りや食品が脳機能に与える効果の脳機能画像および脳波分析による研究。ぬり絵や折り紙、間違い探し、ゲームなどによる脳機能活性化についても造詣が深い。

編集人　飯塚晃敏
編集　株式会社わかさ出版　谷村明彦　原 涼夏
装丁　遠藤康子
本文デザイン　カラーズ
問題作成　プランニングコンテンツ・プラスワン　飛倉啓司
漫画　前田達彦
写真協力　Adobe Stock
発行人　山本周嗣
発行所　株式会社 文響社
ホームページ　https://bunkyosha.com
メール　info@bunkyosha.com
印刷　株式会社 光邦
製本　古宮製本株式会社

この本に関するご意見・ご感想をお寄せいただく場合は、
郵送またはメール(info@bunkyosha.com)にてお送りください。